脾胃疾病临证诊疗与禁忌

刘铁军　杨永刚　著

U0302400

世界图书出版公司

图书在版编目（CIP）数据

脾胃疾病临证诊疗与禁忌 / 刘铁军，杨永刚著 . --
北京：世界图书出版公司，2019.10
ISBN 978-7-5192-6606-6

Ⅰ . ①脾… Ⅱ . ①刘… ②杨… Ⅲ . ①脾胃病—中医
治疗法 Ⅳ . ① R256.3

中国版本图书馆 CIP 数据核字（2019）第 173608 号

书　　　名	脾胃疾病临证诊疗与禁忌
（汉语拼音）	PIWEI JIBING LINZHENG ZHENLIAO YU JINJI
著　　　者	刘铁军　杨永刚
总 策 划	吴 迪
责 任 编 辑	韩 捷
装 帧 设 计	刘 陶
出 版 发 行	世界图书出版公司长春有限公司
地　　　址	吉林省长春市春城大街 789 号
邮　　　编	130062
电　　　话	0431-86805551（发行）　0431-86805562（编辑）
网　　　址	http：//www.wpcdb.com.cn
邮　　　箱	DBSJ@163.com
经　　　销	各地新华书店
印　　　刷	吉林省金昇印务有限公司
开　　　本	787 mm×1092 mm　1/16
印　　　张	17.5
字　　　数	236 千字
印　　　数	1—3 000
版　　　次	2019 年 10 月第 1 版　　2019 年 10 月第 1 次印刷
国 际 书 号	ISBN 978-7-5192-6606-6
定　　　价	48.00 元

前言

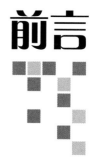

　　脾胃病是常见的疾病，早在两千多年前的古代医书《黄帝内经》中就有记载，如《黄帝内经·素问·痹论》所言："饮食自倍，肠胃乃伤。"近年来，随着社会的进步、人们生活水平的不断提高及生活节奏的加快，其中所产生的社会压力、急躁情绪、不良的饮食习惯等，使脾胃病的发病率有逐渐增高的趋势。很多人患了脾胃病后，花了不少钱，吃了不少药，却总不见好转或得不到根治。其实，脾胃病的发生与人们自身的不良生活、饮食习惯密切相关，说到底，脾胃病就是"吃"出来的病，因此要靠科学的"吃"来预防和调养。根据中医的"药食同源""阴阳平衡"理论，从日常食物中寻找良方，亦是治疗脾胃病不可忽视的手段之一。

　　脾胃病是指在感受外邪、内伤饮食、情志不遂、脏腑失调等病因的作用下，发生在食管、脾胃、胰腺、肠道的一类内科病症。它既包括急性胃炎、急性胃扩张、上消化道出血等急性病，又包括慢性胃炎、消化性溃疡、腹泻、便秘等慢性病。临床上有的表现为剧烈疼痛，有的表现为各种不适，症状迁延反复，这些都会严重影响患者的工作和生活。在临床上，正确的诊断和治疗对疾病的康复固然重要，然而如何消除疾病的诱发因素同样值得人们重视。通过大综临床病例观察发现，脾胃病患者的病情自然发展严重的相对少见，往往都是由于患者的一些不良习惯或情志因素而导致病情恶化。因此，脾胃病患者在接受规范化、科学化的治疗之外，了解一些有关脾胃病的禁忌知识，包括饮食、药物及情志因素等，也是至关重要的。

我们参考了大量的书籍和文献，将零散的脾胃病禁忌知识与自己多年来的临床实践相结合，进行加工整理，使其较为系统地展现在读者面前，力求融古通今、中西会通、通俗实用，以飨读者。本书的刊行，将对脾胃病患者的养生保健起到指导作用。

我们真诚地希望此书能得到广大读者的厚爱，同时也期盼广大脾胃病患者能早日康复，拥有健康的身体！因水平有限，书中难免错漏，望读者及同道不吝指正。

2019 年 6 月于长春

目录

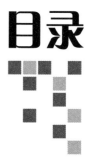

第三部分　相关症状 / 233

第一部分

总论

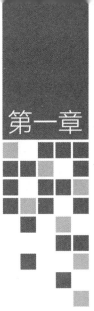

第一章

脾胃疾病临证诊疗
与禁忌概述

随着社会的进步，人们的工作和日常生活方式也在不断地发生变化，脾胃病等慢性病已越来越普遍，正困扰着数以万计的人们。脾胃疾病临证诊疗与禁忌就是：人们得了脾胃病以后，在日常生活、饮食和用药等方面，都需要注意哪些问题？哪些药物和食物及生活习惯不利于脾胃病的治疗与身体的康复，甚至会加重患者病情？哪些食物不利于脾胃病药物的吸收与药效的发挥，甚至降低其药效或发生毒副作用乃至发生不良事件？这些都是医务工作者和广大患者及家属应该关注的问题。

如果我们能在脾胃病诊疗过程中，或在脾胃病的恢复期，注意药物、食物、情志等因素的影响，这对于预防脾胃病，提高、巩固疗效，促进脾胃病的康复有重要的意义。

脾胃疾病临证诊疗与禁忌包括药物临证诊疗禁忌、食物临证诊疗禁忌及其他临证诊疗禁忌等，它既是一种科学知识，又是一种医学文化。中国有句古话叫"民以食为天"，人们为了生存就必须要摄取食物。在古代，人们通过长期的生活实践，发现某些动物和植物既可作为食物来充饥，又可对某些疾病起到治疗作用，但是有些食物却可以导致疾病，更有甚者还可加重病情。因此，古人针对这种情况提出了"忌口"这一说法。

随着医疗实践和理论研究的不断进步，人们用食物、药物等预防和治疗疾病的知识日益丰富，逐渐形成了一个系统的"养生理论"。疾病临证诊疗禁忌也属于其范畴，这个理论对疾病的治疗和康复有着深远的影响。早在二千多年前的中医经典著作《伤寒杂病论》中就有关于病后临证诊疗禁忌及生活起居如何调养的记载。当代社会关于食疗的书籍不计其数，表明现代人越来越意识到了"养生理论"的重要性。

人们常说"药补不如食补"，有病"三分治，七分养"。"冰冻三尺非一日之寒"，很多疾病，特别是脾胃病，都是日积月累所致。如免疫力降低、环境污染、心理压力大、不良的饮食习惯、不规律的生活习惯等，这些因素首先使人体产生亚健康症状，当人不采取积极的保护措施时，则会发展为疾病。因此，我们不光要知道应该吃什么、做什么，更重要的是应该知道不该吃什么、不该做什么，以免加重病情。

当代社会，随着科学技术的发展，医学也有了前所未有的进步，形形色色的药品、保健品应运而生。随着生活水平的提高，人们往往有一种"忌攻喜补"的思想，喜欢服用一些滋补的药物或食物。虽然说中药大多数源于天然的动植物，比化学药品的药性平和且安全得多，但是中国有句古话，叫"是药三分毒"，所以，也不能任意服用，乱投药石，以免发生不良反应。

总之，让大家了解脾胃病的临证诊疗禁忌，有助于疾病的治疗和患者身体康复。如果说食物是补充后天之本的"源"，药物治疗是防病治病、强身健体的手段，那么了解疾病的禁忌就是使药物和食品的作用得以正常发挥的重要保障。虽然其机制和原理已逐渐被人们所认知，但仍然不够完善，我们应该予以更加深入的探讨和研究，使其为广大患者所用。

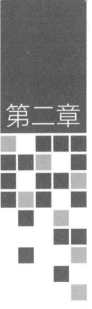

第二章

脾胃疾病临证诊疗与禁忌总论

一、临证诊疗禁忌总则

（一）饮食自倍，暴饮暴食

"饮食自倍，肠胃乃伤。"这是前贤提出来的，提醒人们不要过食伤及我们的脾胃。脾胃功能可归纳为胃纳和脾化。所谓"胃纳"，即胃主受纳，摄取水谷食物之意；脾化，即脾主运化，从饮食中吸收营养物质。正是这种特殊的功能，将饮食消化吸收，化生气血精微物质，输送到脏腑、组织、器官，以供它们活动之需。然而，如果经常暴饮暴食，或吃大量难以消化的食物，过多摄入肥甘厚味，长此以往，脾胃负担过重，不仅功能丧失，而且不能运化水谷精微，导致生湿、生痰、化热，将营养物质变成有害废物，进一步伤及人体，最终发生疾病。

（二）寒凉冷饮，过度食纳

每到夏季，脾胃工作量就明显增加。为什么呢？因为盛夏炎热，人们只注意防暑降温，全然不考虑脾胃的承受能力，尤其是小孩，喜欢冰糕、冰淇淋以及各种冷饮，大人们也常常将冰镇啤酒、冰镇西瓜等当作"美味佳肴"，虽然脾胃有"运化水湿"的功能，但时间一长，寒凉不仅伤脾，也能败胃。脾胃一败，饮食得不到消化，不仅会导致胃寒恶心、脘腹胀满、纳食不香，而且使水谷精微之营养物质得不到输送，于是出现腹痛、腹泻、头晕、心悸、失眠、咳嗽、痰白等诸多病症。

（三）偏食偏嗜，任其胡为

俗话有"食不厌杂，饮食以养胃气"之说。五味偏嗜过度，亦可损伤脾胃。诚如《黄帝内经》所说："五味入胃，各归其所喜。故酸先入肝，苦先入心，甘先入脾，辛先入肺，咸先入肾。"如果我们饮食随意，导致小小年纪，就形体肥胖，营养失衡，发育减缓，进而脾胃更加虚弱。

（四）劳役过度，起居不时

做任何事情，都有一个限度。有的人毫无节制，通宵达旦，劳神耗气，神疲乏力，四肢困倦，食欲缺乏，口淡无味，这就是劳倦过度所致。其实，前贤早就提醒过我们，"劳则耗气""劳倦伤脾""劳役过度，则耗损元气"。与过劳相反，过逸也可损伤脾胃之气。过度安逸，完全不参加劳动和体育锻炼，可导致气血运行不畅，脾胃功能呆滞，食少乏力，精神萎靡。所谓"久卧伤气""久坐伤肉"，说的就是这个意思。若坚持劳逸结合，脾胃之气自然充旺，又何有疾病发生？

（五）饮食不洁，脾胃损伤

饮食不洁，尤易伤害脾胃。许多肠道疾病，如菌痢、肠炎、腹泻、食物中毒等，多因饮食不洁伤害脾胃所致。早在东汉张仲景所著的《金匮要略》一书中，就专设"禽兽鱼虫禁忌""果实菜谷禁忌"等篇以警之，并明确指出："凡饮食滋味，以养于身，食之有妨，反能为害。"

（六）忧思过度，气机失司

情志太过或不及，也能伤害脾胃。有的人稍遇挫折或工作不顺就想不通。要知道，"思则气结""思伤脾""苦思难解则伤脾胃"，脾胃一伤，气血功能紊乱，气机升降失司，常常发生腹胀纳呆、食少呕泻等症状。

二、药物临证诊疗禁忌

（一）忌解热镇痛、抗炎药

1. 常见药物

阿司匹林：引起的胃肠道反应最常见，抗风湿剂量的阿司匹林还可刺激延髓催吐化学感受区引起恶心、呕吐，并可损伤胃黏膜，引起无痛性出血。

布洛芬：与其他非选择性环氧化酶（COX）抑制剂相比，引起消化道不良反应的发生率较低，一般表现为上腹不适、消化不良等症状，重者可发生消化性溃疡。

吲哚美辛：为强效非选择性环氧化酶抑制剂，具有强大的抗炎镇痛和解热作用，不良反应发生率高且严重，可引起恶心、厌食、腹痛，诱发或加重胃、十二指肠溃疡。

双氯芬酸：为灭酸类化合物，对环氧化酶抑制强度大于吲哚美辛，不良反应发生率约为 20%，可引起的消化道不良反应，主要为上腹部不适、胃肠出血和穿孔等。

酮咯酸：可引起消化道溃疡、穿孔和出血，对 65 岁以上老年人、有消化性溃疡病史者、使用剂量过大者、与抗凝药物或其他非甾体抗炎药合用患者风险更大。所以，消化性溃疡患者和妊娠期妇女应禁用。

选择性环氧化酶 -2（COX-2）抑制剂美洛昔康、塞来昔布、氯诺昔康等：主要抑制 COX-2 而发挥抗炎、镇痛作用，对胃肠道

黏膜环氧化酶 –1 作用很小或无抑制作用，由其所造成的胃黏膜损伤及溃疡、出血的发生率明显低于阿司匹林等非选择性环氧化酶抑制剂。

2. 预防用药

长期使用非甾体抗炎药（NSAIDs）时，可合用外源性前列腺素如米索前列醇。一项荟萃分析研究发现，与安慰剂相比，米索前列醇可减少 NSAIDs 诱发的消化性溃疡的发生率，同时也可减少 40% 的严重上消化道并发症发生，包括消化道穿孔、梗阻和出血。但是米索前列醇不能预防 NSAIDs 诱发的胃肠道症状，如消化不良，还可引起腹泻和腹痛。研究显示，由于腹泻、腹痛和腹胀而停用米索前列醇者显著多于安慰剂组。

配伍使用 H_2 受体阻滞剂（H_2RA）或质子泵抑制剂（PPI）：研究显示，H_2RA 的双倍常规剂量能有效预防胃溃疡和十二指肠溃疡，质子泵抑制剂可明显降低非甾体抗炎药诱发的胃溃疡和十二指肠溃疡的发生。一项随机对照试验发现，应用 NSAIDs12 周后，服用奥美拉唑、兰索拉唑或泮托拉唑镜下消化性溃疡的总发生率为 14.5%，安慰剂组为 35.6%。对于存在溃疡形成风险的服用阿司匹林的患者，联合服用 PPI 是现行的标准治疗方案，而对于不耐受阿司匹林而引起严重胃肠道反应的患者，美国现行的治疗指南推荐使用氯吡格雷。另有一项随机双盲安慰剂对照临床试验结果证实，预防阿司匹林引起的溃疡出血复发，合用埃索美拉唑的疗效优于氯吡格雷。

根除幽门螺杆菌感染（Hp）：有研究提示，Hp 感染也是并发 NSAIDs 相关性溃疡的重要危险因素之一，如果合并 Hp 感染，有消化不良症状的服用 NSAIDs 者，诱发胃溃疡的风险增加 2 倍、十二指肠溃疡的风险增加 8 倍。治疗 Hp 感染可有效降低溃疡发病率。

（二）忌糖皮质激素

研究人员对糖皮质激素诱发溃疡的机制尚未完全阐明，目前认为本类药物可刺激胃酸、胃蛋白酶分泌，抑制胃黏液分泌，降低胃肠黏膜保护功能而使其易受胃酸的侵蚀。同时，糖皮质激素能抑制胃黏膜的更新，延缓黏膜损伤的修复。

（三）忌抗肿瘤药

目前临床使用的细胞毒类抗恶性肿瘤药对肿瘤细胞和正常细胞缺乏理想的选择作用，即对正常组织（特别是增生活跃的消化道黏膜组织）也有一定程度的损害。恶心、呕吐是抗肿瘤药最常见的毒性反应，除因药物直接刺激胃肠黏膜外，还与其作用于延髓呕吐中枢及催吐化学感受区有关。抗肿瘤药物损害消化道黏膜组织，可引起口腔溃疡、舌炎、食管炎、胃肠黏膜溃疡和出血等广泛的消化道反应。

氟尿嘧啶对消化道毒性大，如出现血性腹泻应立即停药。

甲氨蝶呤对消化道的毒性反应以口腔炎最多见，其次为颊部、咽部黏膜溃疡，还有胃炎，以及出现腹痛、呕吐、腹泻等症状，可能导致脱水，使循环血量减少，从而加重毒性反应。在持续用药过程中，可能发生食管、小肠、结肠广泛溃疡及胃肠出血，严重者可导致死亡。

巯嘌呤因干扰嘌呤代谢可导致消化道黏膜受损，诱发或加重溃疡。

阿糖胞苷对消化道的毒性反应主要是呕吐、腹泻及胃肠出血。

（四）忌抗凝血药

肝素、双香豆素、华法林等应用过量可导致自发性出血，其中以胃肠出血最常见，表现为黏膜下血肿、点状出血及受损部位变硬，可引起绞窄性腹痛并伴有血性腹泻。据报道，单用肝素出现小出血者占 1.2%，大出血者占 8.3%；单用华法林出现小出血者占 0.2%，大出血者占 3.3%。最近，一项基于人群的病例对照研究显示，抗凝药单用或合用与严重的上消化道出血风险相关，联用的风险更大。因此，联合抗凝治疗须严格掌握适应证，对于年龄大于 65 岁、有溃疡病史和幽门螺杆菌感染及合用非甾体抗炎药的患者，应在抗凝治疗，特别是合用抗凝药时，加用质子泵抑制剂和根除幽门螺杆菌感染药，以降低出血并发症发生概率。

（五）忌抗菌药物

头孢菌素类、喹诺酮类、甲硝唑、伊曲康唑、利福平、两性霉素 B、四环素类等抗菌药可引起消化道出血。

多粘菌素 B 能损害胃黏膜上皮细胞而干扰细胞膜功能，并可导致胃黏膜局部缺血，使其通透性改变，促进组胺释放，引起消化性溃疡。

复方磺胺甲噁唑可阻碍人体对维生素 K 的利用而导致凝血障碍，引起消化道出血。

（六）其他药物禁忌

磺脲类降血糖药可促进胰岛素分泌，降低血糖，从而兴奋迷走神经，增加胃酸分泌，可引起或加重溃疡，导致胃肠道出血。

酚妥拉明、妥拉唑啉阻滞 α_1 和 α_2 肾上腺素受体，属短效类 α 受体阻滞药。它们能兴奋胃肠平滑肌，增加胃酸分泌；阻滞 5-羟色胺受体，引起肥大细胞释放组胺，可诱发或加重消化性溃疡。所以，溃疡患者应慎用。

肾上腺素能神经阻滞药利血平、胍乙啶和降压灵等可耗竭交感神经递质，使副交感神经活动处于优势，从而促进胃酸分泌，并可加重溃疡和诱发胃肠道出血。

咖啡因是胃酸分泌的强刺激剂，大剂量使用可致恶心、呕吐，并使十二指肠溃疡加重。

甘露醇大剂量静脉应用可引起机体渗透性脱水，继而反射性引起血管加压素释放，使血管收缩，导致胃黏膜缺血坏死。

左旋多巴用药剂量过大、剂量递增过快及空腹服用均可加重对胃肠道的刺激，重者可诱发溃疡出血。

三、饮食临证诊疗禁忌

（一）少食多餐，定时定量，避免暴饮暴食

病情较轻的患者，可采用少渣半流质饮食，一日五餐；进入恢复期时，可食用少渣软饭，以一日四餐为宜。如热量摄入不足，可用干稀搭配的加餐方法补充，如牛奶 1 杯加饼干 2 块。

（二）防止贫血或营养不良

萎缩性胃炎患者常伴有缺铁性贫血，应保证饮食中的热能和各种营养素充足、均衡。对出现贫血或营养不良者，应在饮食中增加富含蛋白质和血红素铁的食物，如猪瘦肉、鱼、鸡、动物内脏等；并注意维生素 C 和 B 族维生素的补充，包括维生素 B_{12} 和叶酸；可多吃新鲜蔬菜和水果，如西红柿、茄子、红枣及一些绿叶菜等，以提供充足的维生素 C，促进人体对铁的吸收。

（三）调适胃酸分泌

胃炎患者宜食纤维短而柔软的肉类，如鱼、虾、鸡肉、嫩牛肉、猪瘦肉等。萎缩性胃炎患者胃酸分泌少，应给予鱼汤、鸡汤及蘑菇汤等富含氮浸出物的原汁浓汤，以及米粥、带酸味的食品、带香味的调味品和适量的糖醋食物。伴有高酸慢性浅表性胃炎患者，则与之相反，则应避免食用富含氮浸出物的原汁浓汤，而宜采用煮过的鱼、虾和瘦肉类等来烹调菜肴，如蒸鱼块、烩鱼片、熘鸡脯丸子、肉末蛋羹等，以减少胃酸分泌；适量饮用牛奶、豆浆、烤面包以及新鲜蔬菜和水果等，以中和胃酸。

（四）食物选择以清淡、少油腻、少刺激性、易消化为主

油腻食物如肥肉、奶油、油煎食品会延缓胃的排空，易增加胀满感。烈酒、辣椒、洋葱、咖喱、胡椒粉、芥末粉等对胃黏膜有刺激作用，不宜多食。同时，患者应避免吃过硬、过酸、过辣、

过咸、过冷、过热及过分粗糙的食物，如凉拌荤素菜、酸辣白菜、糖醋藕片等。主食方面，可选择细面条、面片、馒头、花卷、发糕、包子、馄饨、面包、大米饭等。切忌吃不发酵的面食（如家常烙饼、馅饼、水饺等）和粗粮粗做与难消化的食品（如玉米饼、糯米饭、年糕等），因为这些食品在胃内停留时间长，会加重胃肠负担。

（五）食物的制作要细、碎、软、烂

烹调方法中多采用蒸、煮、炖、烩、煨等，以保护胃黏膜。多食不含粗纤维的蔬菜和水果，如嫩黄瓜、西红柿、去皮嫩茄子、冬瓜、嫩白菜、菠菜叶、胡萝卜等。烹制时应切细丝、小丁、薄片，以容易煮熟；有的要制成泥，如土豆等，以易于消化。水果要选择成熟的，食用时要去皮和籽，如苹果、梨等，并应养成细嚼慢咽的习惯。

（六）胃病患者不宜饮浓茶和喝咖啡

茶叶与咖啡中含有茶碱、咖啡因，它们能刺激胃的腺体，使胃酸及胃蛋白酶等消化液分泌增加。当胃由于各种原因受到损害而出现各种病变，如胃炎、胃溃疡时，因饮用浓茶、浓咖啡而增加胃酸分泌，可直接使病情加重，降低胃药的疗效，不利于患者的康复。

（七）慢性胃病患者不宜大量喝啤酒

科学家经过研究发现，大量饮用啤酒可以引起慢性胃炎，对已患慢性胃炎患者又可促使其病情加重或反复。胃黏膜可合成一种叫前列腺素 E 的物质。前列腺素 E 能抑制胃酸分泌，保护胃黏膜。而缺乏前列腺素 E，可引起胃黏膜损害。喝啤酒可抑制或减少胃黏膜合成前列腺素 E。慢性胃病患者大量饮用啤酒后，普遍会感到上腹胀满，烧灼感加重，嗳气频繁，食欲减退，这就是胃黏膜受损的表现。

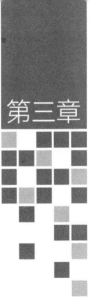

第三章

脾胃的生理功能

一、脾脏的生理功能及特点

（一）中医所说的脾

1. 主运化

运，即转运、输送；化，即消化吸收。脾主运化，是指脾具有把水谷化为精微，并进一步输送至全身各脏腑组织器官的作用。具体体现在运化水谷和运化水液两个方面。

（1）运化水谷。运化水谷是指脾对饮食的消化、吸收作用，以及输布水谷精微以营养全身的功能。饮食入胃，经小肠的进一步消化吸收和脾的转输作用，将水谷化为精微，上输于心肺，并经心肺输布全身。脾运化功能的正常进行，为化生精、气、血、津液提供了物质基础，也为五脏六腑及各组织器官提供了充分的营养。若脾气健运，则营养充足，脏腑功能旺盛，身体强健。若脾失健运，消化吸收功能异常，则见腹胀、便溏、食欲不振、消瘦、倦怠乏力以及气血生化不足等病理表现。因此，有脾乃"后天之本，气血生化之源"之说。

（2）运化水液。运化水液是指脾对水液具有吸收、转输和布散的作用，是人体水液代谢的一个重要环节。水入于胃，经脾转输作用上输于肺，经过肺的宣降作用，外达皮毛以润泽肌肤，化生汗液，下输于肾，经肾的气化作用，化生尿液排出体外。因此，脾是水液代谢的一个重要组成部分。若脾运化水液的功能强盛，可以防止水液停滞，否则，就会导致水液停留，产生痰、饮、水、湿等病理产物，而见腹泻、便溏、水肿的病理表现。正如《黄帝内经·素问·至真要大论》所说："诸湿肿满，皆属于脾。"

2. 主升清

这是指脾的生理特点而言。升，指上升、输布和升举；清，指水谷精微等营养物质。脾主升清，指脾具有将水谷精微上输心、肺以及头目，并通过心肺化生气血，以营养全身。其运化的特点以上升为主，故说"脾气主升"。脾主升清和胃的降浊是相对的。同时，脾气的升举作用，可以维持内脏的相对恒定。脾能升清，则水谷精微能够得到正常吸收和输布，使内脏不致下垂。若脾气虚弱，清气不升，则水谷不化，气血生化乏源，而见神疲乏力、头晕目眩、腹胀、便溏等症；或使脾气下陷，内脏下垂。

3. 主统血

统，即统摄、控制、约束之意。脾主统血，是指脾能够起到统摄、控制血液在脉管内运行，而不致溢出脉外的作用。脾统血的作用是通过气的摄血来实现的。脾气充盛，不仅使气血生化有源，且能约束血液，使之行于脉管之内。若脾气虚衰，统摄无权，则血溢脉外，即"脾不统血"，可见月经过多、崩漏、便血、尿血等症。

（二）西医所说的脾

脾是人体最大的周围淋巴样器官，其实质由红髓和白髓构成，具有造血和血液过滤功能，也是淋巴细胞迁移和接受抗原刺激后发生免疫应答、产生免疫效应分子的重要场所。脾脏由脾动脉供血。脾动脉是腹腔动脉最大的分支，在接近脾门处分出胃网膜左动脉和数支胃短动脉。脾脏是外周免疫器官之一，有三大功能。

1. 是人体的"血库"

当人体休息时，它贮存血液；当人体处于运动、失血、缺氧等应激状态时，它又将血液排送到血循环中，以增加血容量。

2. 犹如一台"过滤器"

脾是血循环中重要的过滤器，当血液中出现病菌、抗原、异物、原虫以及衰老或死亡的细胞时，脾脏中的巨噬细胞、淋巴细胞就会将其吃掉。

3. 是人体最大的免疫器官

脾内的巨噬细胞和淋巴细胞都参与免疫活动，有较强的防御功能，可以制造免疫球蛋白、补体等免疫物质，发挥免疫作用。

二、胃的生理功能及特点

（一）中医所说的胃

胃居膈下，上连食道，下通小肠。胃与脾同居中焦，"以膜相连"，由足阳明胃经与足太阴脾经相互属络，构成表里关系。胃与脾在五行中皆属土：胃为阳明燥土，属阳；脾为太阴湿土，属阴。胃腔称为胃脘，分为上、中、下三部：胃的上部为上脘，胃的下部为下脘，上下脘之间的部分称为中脘。胃的主要生理功能是主受纳和腐熟水谷。胃生理特性是主通降、喜润恶燥。

1. 主受纳、腐熟水谷

胃主受纳水谷，是指胃气具有接受和容纳饮食水谷的作用。饮食入口，经过食管进入胃中，在胃气的通降作用下，由胃接受和容纳，故胃有"太仓""水谷之海"之称。饮食水谷经过胃气的磨化和腐熟作用后，形成食糜状并初步被消化。精微物质被吸收，并由脾气（依赖脾气）转输而营养全身，未被消化的食糜则下传于小肠作进一步消化。机体精气、血、津液的化生，都依赖于饮食中的营养物质，故胃又有"水谷气血之海"之称。中医学特别重视"胃气"的作用。胃气既是胃的生理功能，也是脾胃的生理功能，作为一切营养来源的"后天之本"，对于人体的生命活动十分重要，所以有"有胃气则生，无胃气则死"的说法。

2. 主通降

胃主通降，是指胃气宜保持畅通、下降的运动趋势。胃气的通降作用，主要体现于饮食的消化和糟粕的排泄过程中：饮食物入胃，胃容纳而不拒之；经胃气的腐熟作用而形成的食糜，下传小肠进一步消化；食物残渣下移大肠，燥化后形成粪便；粪便有节制地排出体外。藏象学说以脾胃之气的升降运动来概括整个消化系统的生理功能。脾宜升则健，胃宜降则和，脾升胃降协调，共同完成对食物的消化吸收。

胃主通降是降浊，胃失通降则出现纳呆脘闷、胃脘胀满或疼痛、大便秘结等症。若胃气不降反而上逆，则出现恶心、呕吐、呃逆、嗳气等症。脾胃居中，为人体气机升降的枢纽。胃气通降与脾气升举相互为用，胃气不降与脾气不升也可相互影响。胃气不降，不仅影响六腑的通降，还会影响全身气机的升降，从而出现各种病理变化。如《黄帝内经·素问·逆调论》即有"胃不和则卧不安"之论。

3. 喜润恶燥

胃喜润恶燥，是指胃当保持充足的津液以利饮食的受纳和腐熟。胃的受纳腐熟，不仅依赖胃气的推动和蒸化，亦需胃中津液的濡润。胃中津液充足，则能维持其受纳腐熟的功能和通降下行的特性。胃为阳土，喜润而恶燥，故其病易成燥热之害，胃中津液每多受损。所以在治疗胃病时，要注意保护胃中津液，即使必用苦寒泻下之剂，也应中病即止，以祛除实热燥结为度，不可妄施，以免化燥伤阴。

（二）西医所说的胃

胃有四大主要功能。其一，储存食物功能，进食时胃底和胃体部的肌肉产生反射性的舒张，而幽门是关闭的。这样便会使食物暂时停留在胃内进行消化。其二，消化和吸收功能，人体通过胃的蠕动及胃酸、胃蛋白酶的分泌等对食物进行机械和化学的消化。胃可吸收乙醇和少量的水分，绝大部分食物在小肠被吸收。其三，分泌功能，胃可分泌胃液及胃泌素、胃动素、生长抑素等。其四，防御功能，胃的黏膜屏障、胃酸、分泌型免疫球蛋白 IgG 和 IgA 以及淋巴组织等，可防止病原微生物及异物的侵入。

三、小肠的生理功能及特点

（一）中医所说的小肠

小肠位于腹中，其上口与胃在幽门相接，下口与大肠在阑门相连。对饮食物进行消化，吸收其精微，下传其糟粕主要在小肠内进行。小肠与心由手太阳小肠经与手少阴心经相互属络而构成表里关系。

小肠的主要生理功能是主受盛化物和泌别清浊。

1. 主受盛化物

小肠的受盛化物功能主要表现在以下两个方面。一是指小肠接受由胃腑下传的食糜而盛纳之，即受盛作用。二是指食糜在小肠内必须停留一定的时间，由脾气与小肠的共同作用对其进一步消化，化为精微和糟粕两部分，即化物作用。小肠受盛化物功能失调，则表现为腹胀、腹泻、便溏等。

2. 主泌别清浊

泌别清浊，是指小肠对食糜在做进一步消化的过程中，使其分为清、浊两部分。清者，即水谷精微和津液，由小肠吸收，经脾气的转输作用输布全身，即《黄帝内经·素问·玉机真藏论》所谓"中央土以灌四傍"；浊者，即食物残渣和部分水液，经胃和小肠之气的作用通过阑门传送到大肠。小肠在吸收水谷精微的同时，还吸收了大量的水液，其中较清稀者上输于肺，经肺气的宣发肃降作用，布散于全身，并将脏腑代谢后产生的浊液下输肾和膀胱，以成尿液生成之源。由于小肠参与了人体的水液代谢，故有"小肠主液"之说。若小肠泌别清浊的功能失常，清浊不分，水液归于糟粕，就会导致水谷混杂而出现便溏、泄泻等症。临床上治疗泄泻采用"利小便实大便"的方法，就是"小肠主液"理论在临床治疗中的应用。

（二）西医所说的小肠

小肠为弯曲的长管状器官，是消化道中最长的部分，起始于胃的幽门，蜿蜒盘绕在腹腔中央及下部，至右髂骨窝处以回盲部移行于大肠。小肠全长5～7米，分为十二指肠、空肠和回肠三段，具有以下生理功能。

1. 消化吸收功能

小肠是食物消化和吸收的主要场所。食物中含有的如淀粉、蛋白质、脂肪等，必须先经过小肠的消化作用，分解成为较简单的物质如葡萄糖、氨基酸、脂肪酸等，才能被小肠吸收。各种维生素、矿物质、电解质和水分也在小肠被吸收。此外，小肠还要吸收大量的内源性物质。据估计，成年男性每天从小肠吸收的内源性物质包括液体8 000毫升左右、蛋白质35～55克、脂肪10～25克。小肠的吸收能力远超过正常需要，故而因病切除50%或更多的小肠（远端回肠例外），并无严重后果。

2. 分泌功能

小肠每天分泌1 000～3 000毫升肠液进入肠腔，绝大部分在远端小肠被重新吸收。小肠液属弱碱性。碱性的小肠液对中和酸性的胃液，保护小肠黏膜屏障，给胰液和胆汁提供一个适宜的消化环境，都是十分重要的。另外，肠液内还含有一种肠激酶，此酶能激活蛋白酶原成为活性胰蛋白酶，从而发挥对食物的消化作用。

3. 运动功能

四、大肠的生理功能及特点

（一）中医所说的大肠

大肠居腹中，其上口在阑门处接小肠，其下端连肛门。大肠的上段称为回肠，包括现代解剖学中的盲肠和结肠上段；下段称为广肠，包括乙状结肠和直肠，是对食物残渣中的水液进行吸收，形成粪便并有节制地排出的脏器。大肠与肺由手阳明大肠经与手太阴肺经的相互属络而构成表里关系。

大肠主要有传化糟粕与主津生理功能。

1. 传化糟粕

大肠接受由小肠下传的食物残渣，吸收其中多余的水液，形成粪便。大肠之气的运动，将粪便传送至大肠末端，并经肛门有节制地排出体外，故大肠有"传导之官"之称。

2. 主津

大肠吸收水液，参与体内的水液代谢，故说"大肠主津"。如大肠传导糟粕功能失常，则出现排便异常，常见的有大便秘结或泄泻。若湿热蕴结大肠，导致大肠传导功能失常，还会出现腹痛、里急后重、下痢脓血等。

（二）西医所说的大肠

大肠，包括盲肠、结肠和直肠，是对食物残渣中的水液进行吸收，而食物残渣自身形成粪便并有度排出的脏器。

大肠的主要功能是进一步吸收食物残渣中的水分、电解质和其他物质（如氨、胆汁酸等），形成、贮存和排泄粪便。同时，大肠还有一定的分泌功能，大肠液就是由在肠黏膜表面的柱状上皮细胞及杯状细胞分泌的，能保护肠黏膜和润滑粪便，使粪便易于下行，防止肠壁受到损伤，免遭细菌侵蚀。

食物残渣在大肠内停留的时间较长，一般在10小时以上。在这一过程中，一部分水分被大肠黏膜吸收，同时，食物残渣经过大肠细菌的发酵和腐败作用，形成了粪便。粪便中除食物残渣外，还包括脱落的肠上皮细胞和大量的细菌。此外，机体代谢后的废物，包括由肝排出的胆色素衍生物，以及由血液通过肠壁排至肠腔中的某些金属，如钙、镁、汞等的盐类，也随粪便排出体外。

附：

胰腺的生理功能

胰腺是人体内一个非常重要的分泌器官。它位于胃的后下方，紧靠腹后壁。成人的胰腺长约12～15厘米，宽3～5厘米，厚1.5～2.5厘米，重70～100克。胰腺一般分为头、颈、体、尾四部分。胰头正好在十二指肠弯成的小弯内；胰尾与脾门相邻，其组织结构由外分泌的腺体及内分泌的胰岛两部分所组成，因此属混合性腺体。胰腺内有一条管道，叫胰管，它从胰尾部起始，直到胰头部，大多与总胆管形成一条"共同通道"，开口于十二指肠。

胰腺所分泌的胰液对食物的消化和吸收是不可缺少的。据研究，正常人的胰腺每天约分泌1 000毫升胰液，差不多等于其自身重量的10～14倍，可见其功能是多么活跃。除水分外，胰液的主要成分是电解质和酶原蛋白。前者能中和胃酸，使由胃进入小肠的食物迅速由酸性变为碱性，这又给后者——酶原蛋白转化为胰酶提供了必要的条件。酶原的这一转化过程叫"激活"，它是酶原转化成胰酶并发挥其生理功能的重要环节。正常成人每天排入小肠的酶蛋白约为 2～8 克，它们就像工业上使用的催化剂一样，立刻参与对食物中的多糖（淀粉）、蛋白质和脂肪的消化，使其变为人体可以吸收和利用的物质。如果因某种疾病导致胰腺功能减退，胰液分泌减少，人就要患严重的消化不良症。

除此之外，胰腺还有一个非常重要的功能，那就是分泌胰岛素。为什么叫胰岛素呢？这是由于在胰腺内散布着大大小小的细胞团，尤其以胰尾和胰体部最多，胰头部最少。从胰腺的切面来看，这些细胞团很像是分布在水面上的许多岛屿，因此取名胰岛。胰岛素就是由胰岛细胞分泌的。胰岛素是人体糖代谢中不可缺少的物质，如果胰岛素不足，人就有可能患糖尿病。胰岛细胞的生理功能也是多方面的，除分泌胰岛素外，还分泌胰高血糖素、胃泌素和生长激素释放抑制素等。

第二部分

常见疾病论述

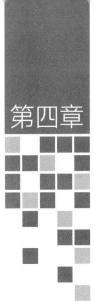

第四章

■ 胃炎

| 案例 |

　　小李是一名大学生，4年多来无明显诱因常感上腹部间断性饱胀、钝痛，进食后加重，热敷后减轻。他曾到诸多医院就诊，被诊断患有"慢性胃炎"，在给予对症及支持疗法治疗后，病情好转。2天前小李生气后感觉胃痛、胀满、打嗝，自服药物（胃乐新、奥美拉唑等）后无明显好转，就诊于某院消化内科门诊。查体：上腹部压痛明显。查胃镜示：慢性浅表性胃炎，幽门螺杆菌（＋）。其余理化检查无明显异常。我们给予其中医辨证、西医对症治疗，嘱其戒酒，注意休息，尤其是调理情志。患者经门诊十余日的系统治疗后病情好转，临床症状及体征基本消失。治疗期间，小李非常注意饮食及生活习惯，但在治疗后他认为自己已经痊愈了，常常进食麻辣烫等辛辣食物，并饮过几次酒。1个月后的一天，他先是上课前吃了碗麻辣烫，晚上一下课又和同学们聚会喝了点儿酒，接着熬夜唱歌、打游戏，结果第二天天还没亮就开始胃疼，而且症状远比上次治疗之前严重。疼痛难忍的小李又一次回到该院就诊。当主治大夫问明了小李的病史并做了相关检查后，确诊其为"慢性浅表性胃炎伴糜烂"，并告诉他："你既往就有胃炎病史，经过治疗病情稳定了，但是由于你近日饮食及生活习惯不好，再次导致了疾病的复发，而且胃黏膜出现了糜烂，是病情加重的表现。"

　　"就一碗麻辣烫、喝点儿酒就加重了？"小李有些不相信。

相信有很多像小李这样的患者，平时根本不把胃炎当病看，该吃吃该喝喝，到头来由于自己不良的生活习惯或饮食不注意，导致了疾病的发作及加重。那么患胃炎的患者应该注意些什么呢？首先让我们先了解一下什么是胃炎。

一、什么是胃炎

胃炎是胃黏膜对胃内各种刺激因素的炎症反应。生理性炎症是胃黏膜屏障的组成部分之一，但当炎症使胃黏膜屏障及胃腺结构受损时，则可出现中上腹疼痛、消化不良、上消化道出血，甚至癌变。根据其常见的病理生理和临床表现，胃炎可大致分为急性胃炎、慢性胃炎和特殊类型胃炎。

（一）急性胃炎

急性胃炎主要有下列 3 种：急性单纯性胃炎，急性糜烂性胃炎，特殊病因引起的胃炎（如急性腐蚀性胃炎、急性感染性胃炎和急性化脓性胃炎等）。组织学上，通常可见胃黏膜急性炎症，但也有些急性胃炎仅伴很轻甚至不伴有炎症细胞浸润，而以上皮和微血管的异常改变为主，称之为胃病。

1. 病因

应激因素：如严重创伤、手术、多器官功能衰竭、败血症、精神紧张等，可致胃黏膜微循环障碍、缺氧，黏液分泌减少，局部前列腺素合成不足，屏障功能损坏。人的应激状态也可增加胃酸分泌，造成大量氢离子反渗，损伤血管和黏膜，引起糜烂和出血。

药物因素：常见于非甾体抗炎药如阿司匹林、环氧酶抑制剂，还有抗肿瘤的化疗药物、口服铁剂、氯化钾等，也可致胃黏膜糜烂。

酒精因素：乙醇具有的亲脂性和溶脂性，可导致胃黏膜糜烂及黏膜出血，炎症细胞浸润多不明显。

创伤和物理因素：放置鼻胃管、剧烈恶心或干呕、胃内异物、食管裂孔疝、胃镜下各种止血技术（如激光、电凝）、息肉摘除等微创手术以及大剂量放射线照射等，均可导致胃黏膜糜烂甚至溃疡。

十二指肠-胃反流：上消化道动力异常、幽门括约肌功能不全、胃肠吻合术后、十二指肠远端梗阻，均可导致十二指肠内容物、胆汁、肠液和胰液反流入胃，其中的胆汁酸和溶血卵磷脂可以损伤胃黏膜上皮细胞，引起糜烂和出血。

2. 临床表现

症状：上腹痛、恶心、呕吐和食欲减退是急性胃炎的常见症状。药物和应激状态所致的胃炎常以呕血或黑便为首发症状，出血量大时可导致失血性休克。由于食物中毒引起的急性胃炎常同时发生急性肠炎而出现腹泻，严重时可有脱水、电解质紊乱、酸中毒甚至低血压。腐蚀性胃炎常引起上腹部剧痛，频繁呕吐，可伴寒战及发热。也有部分胃炎患者仅有胃镜下所见，而无任何症状。

体征：大多数患者仅有上腹部或脐周压痛、肠鸣音亢进，特殊类型的急性胃炎可出现急腹症甚至休克。

3. 诊断

（1）胃镜检查有助于诊断。胃镜所见为胃黏膜局部或弥漫性充血、水肿、有炎性渗出物附着，或有散在点、片状糜烂或浅溃疡等。有出血症状者可见胃黏膜有新鲜出血或褐色血痂，黏液为鲜红色或咖啡色，活检组织学主要见黏膜层有中性粒细胞浸润和糜烂。对食物中毒患者应在呕吐症状有所缓解后再考虑是否需要行胃镜检查，对由药物或应激因素所致的急性胃黏膜病变患者应及时进行检查以期早期诊断。吞服腐蚀剂者则为胃镜禁忌。

（2）对疑有出血者应做呕吐物或粪便隐血试验、红细胞计数、血红蛋白和红细胞压积测定。

（3）对由感染因素引起者，应做白细胞计数和分类检查、粪便常规和培养。

（4）X线钡剂检查对胃炎患者无诊断价值。

（5）对急性胃炎患者应做出病因诊断。药物性急性胃炎最常见的是由非甾体抗炎药如酮基布洛芬、吡罗昔康、消炎痛等以及阿司匹林所致。常见的还有酒精性急性胃炎、急性腐蚀性胃炎等。当出现严重外伤、败血症、呼吸衰竭、低血容量性休克、烧伤、多脏器功能衰竭、中枢神经系统损伤等应激状态时，要警惕急性胃黏膜病变的发生。

（6）急性胃炎应与急性阑尾炎、急性胰腺炎、急性胆囊炎相鉴别。

4. 治疗及预防

（1）针对病因，祛除损害因子，积极治疗原发病。

（2）严重时禁食，病情缓解以后进食流质、半流质食物。

（3）采取对症和支持疗法：因呕吐患者不能进食，应对其给予补液，用葡萄糖及生理盐水维持水和电解质平衡，对伴腹泻者还要注意钾的补充。对腹痛者可用阿托品、复方颠茄片或山莨菪碱等解痉药。

（4）中医从整体观念出发，辨证论治。胃肠湿热证，治以清热化湿、理气和胃，给予葛根芩连汤加减；寒湿阻滞证，治以疏邪化浊、散寒除湿，给予藿香正气散加减；食滞胃肠证，治以消食化滞、和胃降逆，给予保和丸加减。

（5）采用抑酸剂治疗：可应用 H_2 受体阻滞剂，如：雷尼替丁150毫克，每日2次；法莫替丁20毫克，每日2次；西咪替丁200毫克，每日3次或4次。对不能口服者可用采静脉滴注。

（6）采用胃黏膜保护剂和抗酸剂治疗：如硫糖铝、胶体铋、氢氧化铝凝胶剂或其与氢氧化镁的混合剂，每日3～4次，口服。

（7）对由细菌感染所引起者，可根据病情选用氟喹诺酮类制剂、氨基糖苷制剂或头孢菌素。

（8）应激性急性胃炎患者常出现上消化道出血，应抑制其胃酸分泌，提高胃内酸碱度。临床常静脉滴注法莫替丁每日 40 ~ 80 毫克，或静脉滴注雷尼替丁每日 300 毫克。质子泵抑制剂抑酸效果更强，疗效更显著，如静脉注射或静脉滴注奥美拉唑 40 ~ 80 毫克，每日 2 ~ 3 次。

（二）慢性胃炎

慢性胃炎是由多种病因引起的胃黏膜慢性炎症，主要由幽门螺杆菌感染所引起。慢性胃炎多数是以胃窦为主的全胃炎，胃黏膜层以淋巴细胞和浆细胞浸润为主，部分患者在后期可出现胃黏膜固有腺体萎缩和化生。其发病率随年龄的增长而升高。

1. 流行病学

由于多数慢性胃炎患者无任何症状，因此难以获得确切的患病率。估计慢性胃炎患病率大致与当地人群中幽门螺杆菌感染率平行，可能高于或略高于幽门螺杆菌感染率。

2. 分类

慢性胃炎的分类方法很多，2006 年达成的中国慢性胃炎共识意见中，采纳了国际上新悉尼系统的分类方法。该方法将慢性胃炎分成非萎缩性、萎缩性和特殊类型胃炎三大类，萎缩性胃炎又分为多灶萎缩性胃炎和自身免疫性萎缩性胃炎。慢性胃炎特别是慢性萎缩性胃炎的患病率一般随年龄增长而上升。在慢性胃炎人群中，慢性萎缩性胃炎的发病率在不同国家和地区之间存在较大差异，一般与胃癌的发病率呈正相关。我国慢性萎缩性胃炎的患病率较高，内镜下肉眼观察和病理诊断的符合率有待进一步提高。

3. 病因和发病机制

（1）幽门螺杆菌感染：幽门螺杆菌感染与慢性胃炎的关系符合细菌学家罗伯特·科赫提出的必要条件，即符合确定病原体为疾病病因的四项条件：该病原体存在于所有患该病的患者中；该病原体的分布与患者体内病变分布一致；清除病原体后患者疾病可好转；在动物模型中该病原体可诱发与人相似的疾病。

大量研究表明：80%～95%的慢性活动性胃炎患者胃黏膜中有幽门螺杆菌感染，5%～20%的阴性率可能反映了慢性胃炎病因的多样性；幽门螺杆菌相关性胃炎患者中，幽门螺杆菌分布以胃窦为主，与胃内炎症分布一致；根除幽门螺杆菌可使胃黏膜炎症消退，其中中性粒细胞消退较快；通过志愿者和动物实验已证实幽门螺杆菌感染可引起胃炎。

（2）自身免疫机制和遗传因素：以胃体萎缩为主的慢性胃炎发生在自身免疫基础上，又称为自身免疫性胃炎，或称 A 型萎缩性胃炎。患者血液中存在自身抗体，即壁细胞抗体和内因子抗体。前者使壁细胞总数减少，导致胃酸分泌减少或缺乏；后者使内因子缺乏，引起维生素 B_{12} 吸收不良，导致恶性贫血。本病可伴有其他自身免疫性疾病，如桥本甲状腺炎、白癜风等。

壁细胞抗体存在于血液和胃液中，其相应抗原为壁细胞分泌小管微绒毛膜上的质子泵 H^+、K^+-ATP 酶。壁细胞抗体亦见于一些不伴恶性贫血的萎缩性胃炎者和极少数健康人，在其他自身免疫性疾病中壁细胞抗体的阳性率也较高。内因子由壁细胞分泌，食物中的维生素 B_{12} 必须与内因子结合后才能被末端回肠吸收。内因子抗体存在于患者的血清和胃液中，胃液中的内因子抗体与恶性贫血发病有关。内因子抗体仅见于 A 型萎缩性胃炎伴恶性贫血者。

恶性贫血具有遗传背景，家族成员中萎缩性胃炎、低酸或无酸、维生素 B_{12} 吸收不良者的患病率以及壁细胞抗体、内因子抗体阳性率很高。以胃窦为主的萎缩性胃炎遗传因素不明显。近年来，有学者发现幽门螺杆菌感染者中也存在着自身免疫反应，其血清抗体能和宿主的胃黏膜上皮起交叉反应，其机制主要与幽门螺杆菌抗原模拟有关。

（3）其他因素。

①十二指肠液反流：由于幽门括约肌功能不全，胆汁、胰液和肠液大量反流入胃，削弱胃黏膜屏障功能，使胃黏膜受到消化液的作用，产生炎症、糜烂、出血和黏膜上皮化生性变化等。吸烟也可影响幽门括约肌功能，引起反流。

②胃黏膜损伤因子：一些外源性因素，如长期摄食粗糙或刺激性食物、酗酒等，长期服用非甾体抗炎药等药物，可长期反复损伤胃黏膜，造成炎症持续不愈。慢性右心衰竭、肝硬化门静脉高压症可引起胃黏膜淤血缺氧。这些因素可各自或与幽门螺杆菌感染协同起作用。

4. 临床表现

多数慢性胃炎患者无任何症状，且为非特异性。消化不良症状的有无和严重程度与慢性胃炎的内镜所见及胃黏膜的病理组织学分级无明显相关性。有消化不良症状的慢性胃炎患者与功能性消化不良患者在临床表现和精神心理状态上无显著差异。有学者发现85%的功能性消化不良患者存在胃炎，且51%合并幽门螺杆菌感染。该数据在不同地区因幽门螺杆菌感染率不同而异。部分慢性胃炎患者可同时存在胃食管反流病和消化道动力障碍，尤其是一些老年患者，其下食管括约肌松弛和胃肠动力障碍尤为突出。流行病学研究显示，约50%～70%的老年人存在慢性萎缩性胃炎。不同内镜表现和病理组织学结果的患者症状无特异性，且症状的严重程度与内镜所见和病理组织学分级无明显相关性。

5. 诊断

鉴于多数慢性胃炎患者无任何症状，即使有症状也缺乏特异性体征，因此，根据症状和体征难以做出对慢性胃炎的正确诊断。对慢性胃炎的确诊主要依赖内镜检查和胃黏膜活检组织学检查，尤其是后者的诊断价值更大。

（1）内镜检查：慢性胃炎的内镜诊断，是指内镜下肉眼或特殊成像方法所见的黏膜炎性变化，应与病理检查结果结合做出最终判断。

内镜下将慢性胃炎分为慢性非萎缩性胃炎（旧称为慢性浅表性胃炎）及慢性萎缩性胃炎两大基本类型。如同时存在平坦或隆起糜烂、出血、黏膜皱襞粗大或胆汁反流等征象，则可依次诊断为慢性非萎缩性胃炎或慢性萎缩性胃炎伴糜烂、胆汁反流等。慢性非萎缩性胃炎内镜下可见黏膜红斑、黏膜出血点或斑块、黏膜粗糙伴或不伴水肿及充血渗出等基本表现。而其中糜烂性胃炎有两种类型，即平坦型和隆起型。前者表现为胃黏膜有单个或多个糜烂灶，其大小从针尖样到最大径数厘米不等；后者可见单个或多个疣状、膨大皱襞状或丘疹样隆起，直径 5～10 毫米，顶端可见黏膜缺损或脐样凹陷，中央有糜烂。

慢性萎缩性胃炎内镜下可见黏膜红白相间，以白为主，皱襞变平甚至消失，部分黏膜血管显露；可伴有黏膜颗粒或结节状等表现。

特殊类型胃炎的内镜诊断，必须结合病因和病理。放大内镜结合染色对内镜下胃炎病理分类有一定帮助。

根据病变分布范围，内镜下慢性胃炎可分为胃窦炎、胃体炎、全胃炎胃窦为主或全胃炎胃体为主。

内镜电子染色技术结合放大内镜对慢性胃炎的诊断及鉴别诊断有一定价值。共聚焦激光显微内镜可以实时观察胃黏膜的细微结构，对于慢性胃炎以及肠化和上皮内瘤变与活组织检查诊断一致率较高。

（2）组织病理学检查：胃炎是指各种病因所致的胃黏膜炎性反应。以急性炎性细胞（中性粒细胞）浸润为主时称为急性胃炎，以慢性炎性细胞（单个核细胞，主要是淋巴细胞、浆细胞）浸润为主时称为慢性胃炎，当胃黏膜在慢性炎性细胞浸润同时见到急性炎性细胞浸润时称为慢性活动性胃炎或慢性胃炎伴活动。

为准确判断并达到高度的可重复性，胃黏膜活检标本的基本要求为：活检取材块数和部位由内镜医师根据需要决定；活检组织取出后要尽快加以固定，包埋时应注意方向性。

慢性胃炎观察内容包括 5 项组织学变化和 4 个分级。5 项组织学变化包括幽门螺杆菌感染、慢性炎性反应（单个核细胞浸润）、活动性（中性粒细胞浸润）、萎缩（固有腺体减少）、肠化（肠上皮化生）。4 个分级包括"0"提示无、"＋"提示轻度、"＋＋"提示中度、"＋＋＋"提示重度。

6. 治疗

对慢性胃炎患者的治疗，目的是缓解症状和改善胃黏膜炎性反应。治疗应尽可能针对病因，遵循个体化原则。

（1）中医中药对于慢性胃炎患者的治疗有明显确切的疗效。常见证型主要有脾胃虚弱证、肝郁气滞证、中焦湿热证、中焦虚寒证、肝胃不和证等，分别给予香砂六君子汤、柴胡疏肝散、温胆汤、黄芪建中汤、逍遥散等辨证加减治疗。

（2）对幽门螺杆菌阳性的慢性胃炎伴有胃黏膜萎缩、糜烂或消化不良症状者，推荐根除幽门螺杆菌。

（3）对有胃黏膜糜烂和（或）以泛酸、上腹痛等症状为主者，可根据病情或症状严重程度选用抑酸剂、H_2 受体拮抗剂或质子泵抑制剂。

（4）根据患者症状可选用促动力药、消化酶制剂等。对以上腹饱胀、恶心或呕吐等为主要症状者可用促动力药，而对伴胆汁反流者则可应用促动力药和（或）有结合胆酸作用的胃黏膜保护剂。对具有明显的进食相关的腹胀、纳差等消化不良症状者，可考虑应用消化酶制剂。

（5）对有明显精神心理因素的慢性胃炎患者可用抗抑郁药或抗焦虑药。

7. 预后

由于绝大多数慢性胃炎是幽门螺杆菌相关性胃炎，而幽门螺杆菌自发清除较少见，因此慢性胃炎可持续存在，但多数患者并无症状。少部分慢性非萎缩性胃炎可发展为慢性多灶萎缩性胃炎。根除幽门螺杆菌、补充抗氧化剂等综合治疗可在一定程度上预防胃黏膜萎缩、肠化的发生和发展，但是否能够逆转这些病变尚有争议。大约 15% ～ 20% 的幽门螺杆菌相关性胃炎可发生消化性溃疡，以胃窦炎症为主者易发生十二指肠溃疡，而多灶萎缩者易发生胃溃疡。

二、临证诊疗禁忌

中医认为，胃痛初起，多与情志不遂、饮食不节有关。因此，胃炎患者在治疗和预防上要重视精神与饮食的调摄，保持平和心态，饮食切忌暴饮暴食，或饥饱不匀。一般可少食多餐，以清淡易消化的食物为宜。舌苔黄腻、灰腻、久而不化者，应限制肥甘厚味，烈性酒尤当禁忌；舌质光红无苔或舌红苔少者，要禁食辛辣刺激性食物。胃痛持久不愈者，必要时进流质或半流质饮食。

（一）忌烟酒

烟：烟的主要成分为尼古丁，当一根香烟燃烧时，产生的烟雾中至少含有 2 000 多种有害成分，这也就是为什么说吸"二手烟"对人的身体的危害是最大的。烟草中有很多致癌物质，1998 年 11 月，世界卫生组织西太平洋区办事处召开的第四次烟草或健康工作会议中指出，吸烟不仅危害人体的各种组织器官，还会引发癌症、高血压、冠心病、消化性溃疡等多种疾病。

烟雾不只是进肺，还会进入胃。当人在吸烟的时候，烟雾随着消化道而进入胃部，并直接刺激到胃黏膜，引起黏膜下血管收缩、痉挛，使胃黏膜出现缺血、缺氧症状，长此以往，很容易形成胃炎、胃溃疡等。同时，烟雾中的尼古丁、二级胺、二乙胺等物质被吸入胃部后不易排出，而被胃黏膜大量吸收，并在胃酸的作用下合成致癌物亚硝胺类，促使胃癌发生。对于一些本身就患有胃肠疾病的患者，吸烟便会导致病情加重；而对于那些有胃溃疡或十二指肠溃疡的患者，吸烟则会使溃疡处的愈合速度减慢，甚至会演变为慢性病。尼古丁还会使幽门括约肌松弛，使胆汁及十二指肠液反流入胃，而胆汁中的胆酸对胃黏膜有很大的损害作用，同样会引起胃黏膜糜烂、出血等癌前病变，久而久之就会进一步加重胃部疾病。所以，患有萎缩性胃炎、胃溃疡、胃多发性腺瘤性息肉的人群，一定要戒烟，也不要吸二手烟，以消除以上顾虑。

酒：人们经常饮用的酒主要为啤酒、红酒及白酒。各种酒所含酒精的浓度也是各不相同的。虽然对有些人来说喝酒是难免的，但是一定要有限度，不能酗酒。流行病学研究中心的大量数据提示，人每天饮用酒精量不要超过24克，一旦逾越，就会对人体产生健康危害。首先，它会直接破坏胃黏膜屏障。大量的高度数白酒在胃内很快被吸收后，直接损伤胃黏膜的上皮细胞，破坏了胃黏膜的屏障作用；而进入黏膜中的氢离子的逆流又进一步加重了胃黏膜的损伤。其次，酒精不仅损坏胃黏膜，也可对黏膜下的血管造成损伤。它先破坏血管内皮，然后引起血管扩张，使血流缓慢，血液渗出到血管外。同时局部产生的大量炎性介质使白细胞浸润，胃酸分泌增多，进一步加重胃损伤，导致胃黏膜充血、水肿、糜烂、出血，即所谓"酒精性急性胃炎"。若做胃镜检查，可以见到胃和食管的黏膜有大小不等的点状或片状充血、糜烂、出血，甚至有浅层溃疡，但通常不超过肌层，所以愈合快，不留瘢痕。如果急性胃炎患者连续大量饮酒，有可能发展为更严重的慢性胃炎。

（二）饮食要规律，避免"冷、硬、粗"

现代社会生活节奏日益加快，越来越多的人在饮食上不能合理地控制，往往由于饮食不洁、吃饭不应时、不吃早餐、消夜、暴饮暴食等，打乱胃肠消化的生物钟，使胃的蠕动功能紊乱，进而导致胃壁内的神经丛功能亢进，促进胃液的分泌，久而久之就会出现胃炎或胃溃疡。当人不吃早餐或饥饿时，胃酸等消化液分泌后得不到食物中和，从而可侵蚀胃黏膜，加上幽门螺杆菌的感染，可引起急性或慢性胃炎、胃和十二指肠溃疡等疾病。另外，暴饮暴食可引起急性胃扩张，严重损害胃肠功能。所以既往患有胃病的人应尽量做到定时进餐，每日可定时进食 5 ~ 6 次，进食量要少，以减轻胃的负担，避免胃部过度扩张，可使胃中始终存有少量食物，以中和胃内过多的胃酸。病情严重的患者最好食用营养丰富、易于消化的松软食品，如面食、小米粥、蜂蜜等。有关研究表明，蜂蜜不仅可以抑制胃酸分泌、促进溃疡愈合，还具有抑制幽门螺杆菌感染的作用。

　　正常人在三餐定时的情况下，体内会自然产生胃结肠反射现象，可使排便规律，有利于身体内代谢产物的排出。如饮食不规律、不吃早餐等，可造成胃结肠反射作用失调，产生便秘等症状。

　　避免吃过冷的食物：首先气候变化会引起或加重胃病的发作，主要为天气寒冷对胃的影响。胃炎病人常在寒冷的冬天或天气突然转冷时，感到腹痛、腹胀、上腹不适等症状加重，而在天气暖和的夏季则感到上述症状减轻。中医认为，外感寒邪，侵犯胃腹，以致胃失和降，水谷随气上逆，发生呕吐；寒气克于胃，寒主收引，致胃气不和而胃痛。现代医学认为，人的胃有一部分紧靠腹壁，寒冷空气若直接侵及上腹部，可反射性地引起胃及血管收缩，胃运动功能发生紊乱，从而产生痉挛性疼痛、胃有饱胀感、食欲缺乏，甚至呕吐。可见，胃炎与天气变化有一定关系。因此，我们要在天气变冷时，及时添加衣服，注意保暖，防止腹部受凉。尤其是胃溃疡、胃炎、消化不良患者，不宜多喝冷饮。由于患者消化系统功能较差，喝冷饮后容易刺激消化道黏膜，影响消化功能而加重病情。饭后也不应该马上喝冷饮。饭后人体血液大多集中在胃等消化器官，如果马上喝冷饮，会使胃部扩张的血管收缩，减少血流量，妨碍正常的消化过程。冷饮的刺激也使胃肠道蠕动加快，影响人体对营养成分的吸收。同时，冷饮还会稀释胃液，影响消化。另外，老年人一般上消化道功能减退，对冷饮的耐受性也有所降低，也不应该大量喝冷饮，以免引起消化功能紊乱。喝水最好是在饭前两小时。温热的水是较理想的饮料，适宜温度是 30 ~ 32℃，与体温接近。

生活中经常见到不少人喜食烫饭、爱喝烫茶，尤其产后妇女为避食凉食，更是天天、餐餐吃烫食。烫食是指温度远远高于人体体温的食物。一般食物达 80 ~ 90℃时会对口腔构成伤害（如饭后感到口腔上皮脱落），还可影响舌中味蕾的味感作用，会令人食欲不振。烫食在被咽下去的过程中，还易损伤食管及胃黏膜，使之形成炎症或溃疡。烫伤的黏膜可使病菌、病毒容易侵入，引发炎症。长此以往，病灶部位可能恶化、异变，直至癌变。故正确的做法应当是保持进食温度为 10 ~ 50℃，或与体温接近为最佳。

还要避免吃过硬、过粗的食物。食物通过口腔，进入食管，再到胃。在这一过程中，每一个环节都起着重要的作用。食物咀嚼得越细，进入胃里就越有利于消化，同时能反射性地引起唾液、胃液、胰液分泌，有助于消化。当过硬的食物进入胃中，不仅会影响胃的正常蠕动，而且有可能划破胃黏膜，引起上消化道出血。所以我们应该养成吃饭细嚼慢咽的习惯，避免粗嚼急咽，尤其是患有慢性胃炎的患者，要尽量避免食用过硬、过于粗糙的食物，以免划破黏膜，导致黏膜破裂发生炎症等。

（三）忌劳累

胃是一个严格遵守"时间表"的器官。当代人生活节奏加快，往往加班加点工作，错过正常的吃饭时间，久而久之出现胃疼、胃胀、泛酸、胃灼热、打嗝等情况。胃液的分泌在一天中存在生理性的高峰和低谷，以便于及时消化食物。如果没有食物中和，胃酸和胃蛋白酶就会消化胃黏膜本身，对胃黏膜造成损害。疲劳过度不但会使机体的抵抗力下降，而且会使胃黏膜的防御作用削弱，容易引起胃部供血不足，使其分泌功能失调，而胃酸过多、黏液减少就会使胃黏膜受到损害。

（四）忌情志不舒

胃是否健康与精神因素有很大关系。人的胃肠其实是有"情感"的器官，它们的蠕动，尤其是各种消化腺的分泌，都是在神经内分泌系统支配下进行的。消化道疾病与精神因素的关系已为人知。当人们情绪愉快时，胃黏膜分泌及血管充盈增加，胃壁运动增强；当人们抑郁悲伤时，黏膜分泌能力下降，血管充盈度低、胃壁运动减弱；当人们充满怨恨敌意时，黏膜分泌能力、血管充盈大为增加，胃壁运动更加增强，最终产生消化道疾病。反过来，躯体疾病又可影响情绪，很多消化道疾病往往伴有抑郁症。大量的临床实践已经证明，人的情绪长期处在一个不正常的状态下，会导致机体的免疫系统、内分泌系统功能发生一些变化，一般表现为一个长期的过程，典型的就是胃病。由于人的大脑中食欲饮食控制中枢和情绪控制中枢离得比较近，细胞活动会相互影响，所以人们心情不好的时候往往直接表现为没有胃口，不想吃饭，只有极个别情况表现为食欲旺盛。如果长期处于这种状态，肯定会对胃造成一些伤害，引发疾病。过度的精神刺激，如长期紧张、恐惧、悲伤、忧郁等都会引起大脑皮层的功能失调，促使迷走神经功能紊乱，导致胃壁血管痉挛性收缩，进而诱发胃炎、胃溃疡。古人早就已经认识到情绪与胃的关系。古书上就有"胃好恬愉"之说，也有"气恼勿食，忧郁慢用"的说法。中医认为郁怒伤肝，肝气犯胃，忧思恼怒，情怀不畅，肝郁气滞，疏泄失职，横逆犯胃，气机阻滞，因而疼痛；气滞日久，可导致瘀血的产生，瘀阻络脉，不通则痛，甚至可见吐血、便血等血证；肝气久郁，郁而化火，邪热犯胃，胃脘灼痛；郁热日久，迫灼肝胃之阴，导致胃阴亏虚，胃失濡养，甚痛绵绵，经久难愈。因此，我们平时要精神愉快、性格开朗、意志坚强，并善于从困境中解脱自己。人不可能没有七情六欲，但是为了自己的健康就应该有意识地提高自己的修养，尽量避免去接触那些能使自己"气急败坏"的事情。另外，进行适量的体育运动对于保持良好的心境也有独到的效果。

（五）忌滥用药物

很多药物都可对胃黏膜产生不同程度的损伤而引发药物性胃炎，比如非甾体抗炎药、肾上腺皮质激素类药、抗风湿药，以及某些抗菌药等。常用的非甾体抗炎药包括阿司匹林、消炎痛、芬必得、莫比可、布洛芬、瑞力芬、炎痛喜康、扶他林、萘普生等几十种药物。非甾体抗炎药的不良反应主要是胃肠道反应，重者可致消化性溃疡及出血、穿孔。故用药剂量不可过大，用药时间不宜过长。患者要注意不要频繁更换药物，更不可同用两种或两种以上该类药物。

抗风湿药中的柳氮磺吡啶、金诺芬、磷酸氯喹和硫酸羟氯喹，以及免疫抑制剂中的甲氨蝶呤、硫唑嘌呤、来氟米特等，某些抗菌药如复方新诺明、四环素、红霉素等，也可引起胃炎、胃溃疡的发生。

为了防止药物伤胃，应注意以下几点：

一是因病需要服药，特别是长期用药时，必须遵医嘱服用，切勿随意增加剂量或延长疗程。

二是长期服用对胃有刺激的药物，最好选肠溶片或胶囊。肠溶片不可嚼碎服，胶囊不宜掰开服。

三是长期服用肾上腺皮质激素，应与抗酸药同服。

四是胃溃疡患者应尽量避免使用上述"伤胃药"。

五是"伤胃药"特别是止痛药忌在饮酒前后服用。

六是服药后出现胃痛或胃部不适时，应及时去医院检查。若出现黑便，可能有胃出血，应速去医院就诊。

（六）忌咖啡、浓茶

茶在我国有着悠久的历史。随着经济的发展，茶不仅作为招待客人的饮品，而且成了人们生活中不可缺少的部分。从中医角度讲，茶具有止渴生津、清热解毒及消食化滞的功效。茶中的主要成分茶碱具有兴奋中枢神经系统的作用。现代生活中，许多人因为生活节奏加快，工作繁忙，有时甚至通宵达旦地工作，所以常常靠喝浓茶来提神，以提高学习和工作效率。但茶叶中的茶碱会损伤胃黏膜屏障，进而引起炎症甚至溃疡性改变。所以饮茶时以清淡为宜，不要过浓，有胃病的人更应注意。

咖啡是一种在世界范围内久盛不衰的饮料，在我国也有越来越多的人对它情有独钟。但咖啡中含有的咖啡因对胃有一定的刺激性，可以损伤胃黏膜屏障，所以饮用咖啡时不宜太浓，以免引发胃病。

喝浓茶易患胃病，但是饮适量淡茶却有帮助消化的作用。据专家研究的结果证实，茶叶中所含咖啡因对于食物中含氮化合物，特别是蛋白质有缓和消化作用；咖啡碱能增加胃腺体分泌，促进食欲，帮助消化；黄烷醇类化合物也可以增强消化道蠕动，因而有助于食物的消化，预防消化系统疾病的发生。

因此，在饭后尤其是摄入较多的含脂肪食品后，适量饮茶是有益的。另外，茶叶中含有的多酚类化合物以薄膜状态附着在胃的伤口处，起到保护溃疡面减少溃疡出血的作用，同时还能吸收对人体有害的物质，起到"净化"作用。但是活动性消化性溃疡患者不宜多饮茶和饮浓茶，以免引起出血。

参考文献：

［1］中华医学会消化病学分会.中国慢性胃炎共识意见（2012年，上海）［J］.中华消化杂志，2013，33（1）：5-16.

［2］中华中医药学会脾胃病分会. 溃疡性结肠炎中医诊疗共识意见［J］. 中华中医药杂志, 2010, 25（6）: 891-895.

［3］中华医学会. 临床诊疗指南: 消化系统疾病分册［M］. 北京: 人民卫生出版社, 2005.

［4］王润华. 酒精性胃炎咋治［N］. 健康时报, 2001-01-18.

［5］张赞玲, 谢明霞. 吃药不当会伤胃［N］. 健康报, 2009-07-01.

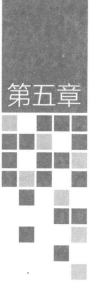

第五章

消化性溃疡病

| 案例 |

出租车司机李某，男，46岁，间断性上腹部疼痛7年，加重3天。

李某7年前开始间断出现上腹部烧灼样疼痛，空腹时明显，进食后可自行缓解；有时夜间痛醒，无放射痛，伴嗳气、泛酸，常因进食不当或生气诱发。每年冬春季节易发病，未系统诊治。3天前李某因大量饮酒，腹痛发作并加重，部位、性质及规律同前，自服泮托拉唑片（具体用量不详）缓解效果不明显，于是前来我院就诊。患者发病以来无恶心、呕吐及呕血，饮食尚可，大便正常，体重无明显减轻。胃镜检查提示：慢性浅表性胃炎伴糜烂，十二指肠溃疡。幽门螺杆菌检测呈阳性。结合患者症状体征及各项理化检查可明确其患有"慢性浅表性胃炎伴糜烂，十二指肠溃疡"。给予中药汤剂口服及中药外敷溻渍治疗12天后，患者病情好转出院。

李某很诧异，很多人都有像他一样的胃部疼痛，怎么只是喝了点儿酒就会变成溃疡了呢?

一、什么是消化性溃疡病

（一）概述

消化性溃疡病是指在各种致病因子的作用下，黏膜发生的炎性反应与坏死性病变。病变可深达黏膜肌层，其中以胃、十二指肠溃疡最为常见。

近年来消化性溃疡病的发病率虽然有下降趋势，但目前仍然是常见的消化系统疾病之一。

（二）病因与发病机制

消化性溃疡病的发病机制主要与胃和十二指肠黏膜的损害因素及黏膜自身防御—修复因素之间失衡有关。其中，胃酸分泌异常、幽门螺杆菌感染、非甾体抗炎药的广泛应用是引起消化性溃疡病的最常见原因。

胃酸在消化性溃疡病的发病中起重要作用。幽门螺杆菌为引起消化性溃疡病的重要原因和复发因素之一。非甾体抗炎药是导致消化性溃疡的主要原因之一，而且在上消化道出血中起重要作用。其他药物，如糖皮质激素、抗肿瘤药物和抗凝药的广泛使用也可诱发消化性溃疡病，亦是上消化道出血不可忽视的原因之一。尤其是目前已广泛使用的抗血小板药物能增加消化道出血的风险，如噻吩吡啶类药物氯吡格雷等,应予以重视。吸烟、酗酒、饮食因素、遗传、胃及十二指肠运动异常、应激与心理因素等，在消化性溃疡病的发生中也起到一定作用。

（三）临床表现

本病的临床表现不一，部分患者可无症状，或以出血、穿孔等并发症作为首发症状。

1. 疼痛

上腹部疼痛是本病的主要症状，但无疼痛者亦不在少数，特别是老年人溃疡、维持治疗中复发的溃疡以及非甾体抗炎药相关性溃疡。典型的十二指肠溃疡患者的疼痛常呈节律性和周期性，可被进食或服用抗酸剂所缓解。这些特点在胃溃疡患者中不甚明显。

（1）疼痛部位。本病的疼痛部位多位于上腹中部、偏右或偏左，但胃体上部和贲门下部溃疡的疼痛可出现在左上腹部或胸骨、剑突后。胃或十二指肠后壁的溃疡，特别是穿透性溃疡的疼痛可放射至背部。因为空腔内脏的疼痛在体表上的定位不够确切，所以疼痛的部位不一定准确反映溃疡所在的解剖部位。

（2）疼痛程度或性质。疼痛一般较轻而能忍受，但偶尔也有疼痛较重者。溃疡疼痛可表现为隐痛、钝痛、胀痛、烧灼样痛或饥饿样痛。

（3）疼痛的节律性。节律性疼痛是消化性溃疡的特征之一，它与进食有关。十二指肠溃疡的疼痛常在两餐之间或餐前发生，进食或服用抗酸剂后可缓解。胃溃疡的疼痛多在餐后 1 小时内出现，经 1 ~ 2 小时后逐渐缓解，直至下餐进食后再复现上述节律。十二指肠溃疡可发生夜间疼痛，多出现在午夜或凌晨一时左右。胃溃疡夜间疼痛较少见。十二指肠溃疡的疼痛如失去过去的节律变为恒定而持续，且不能为进食或抗酸剂所缓解，或者开始放射至背部，可能是溃疡发生穿透的预兆；进餐反而使疼痛加剧并伴有呕吐时，常提示胃出口有梗阻；合并较重的慢性胃炎或合并胃溃疡时，疼痛多无明显节律。

（4）疼痛的周期性。周期性疼痛是消化性溃疡的又一特征，尤以十二指肠溃疡较为突出。上腹疼痛发作可在持续数天、数周或数月后，继以较长时间的缓解，以后又复发。溃疡一年四季均可复发，但以秋末至春初较冷的季节更为常见。一些患者经过长年累月的发作之后，病情可渐趋严重，表现为发作更加频繁、持续时间更长、缓解期缩短；但亦有少数患者经过几年或十几年周期性发作后，复发次数减少，甚至完全停止。

2. 其他症状

消化性溃疡患者除上腹部疼痛外，尚可有泛酸、嗳气、胃灼热、上腹饱胀、恶心、呕吐、食欲减退等消化不良症状，但这些症状均缺乏特异性。部分症状可能与伴随的慢性胃炎有关。病程较长者可因疼痛或其他消化不良症状影响摄食而出现体重减轻，但亦有少数十二指肠球部溃疡患者因进食可使疼痛暂时减轻，频繁进食而致体重增加。

3. 体征

消化性溃疡缺乏特异性体征。在溃疡活动期，多数患者有上腹部局限性轻压痛，十二指肠溃疡压痛点常偏右。少数患者可因慢性失血或营养不良而贫血。部分胃溃疡患者的体质较瘦弱。

（四）诊断

中上腹痛、泛酸是消化性溃疡病的典型症状，腹痛发生与进餐时间的关系是鉴别胃与十二指肠溃疡的重要临床依据。

消化性溃疡病的主要并发症为上消化道出血、穿孔、幽门梗阻和癌变。目前，穿孔和幽门梗阻的症状已减少，可能与临床上根除幽门螺杆菌和应用质子泵抑制剂治疗有关。十二指肠溃疡发生癌变的风险很小，而关于慢性胃溃疡恶变的观点尚有争议。

胃镜检查是诊断消化性溃疡病最主要的方法。

对消化性溃疡病患者，建议常规做尿素酶试验、组织学检测和核素标记 ^{13}C 或 ^{14}C 呼气等试验，以明确是否存在幽门螺杆菌感染。细菌培养可用于药物敏感试验和细菌学研究，血清抗体检测只应用于人群普查，不能反映是否现症感染和治疗后复查是否根除。国际共识认为粪便抗原检测方法的准确性与呼气试验相似。

临床上还应将消化性溃疡病与胃癌、淋巴瘤、克罗恩病、结核、巨细胞病毒感染等继发的上消化道溃疡病相鉴别。

（五）治疗和防治原则

1. 一般治疗

在针对可能的病因进行消化性溃疡病治疗的同时，还要注意饮食、休息等一般治疗。

2. 中医药治疗

根据患者证型，依据整体观念给予辨证论治。例如：肝气犯胃证给予柴胡疏肝散加减，寒邪客胃证给予香苏散合良附丸加减，脾胃虚寒证给予黄芪建中汤加减，瘀血停胃证给予失笑散合丹参饮加减，等等。

3. 抑酸治疗

（1）抑酸治疗是缓解消化性溃疡病症状、使溃疡愈合的最主要措施。质子泵抑制剂是首选的药物。对消化性溃疡病患者的治疗通常采用标准剂量的质子泵抑制剂，每日1次（奥美拉唑20毫克或泮托拉唑40毫克，雷贝拉唑10毫克，埃索美拉唑20毫克），早餐前半小时服药。治疗十二指肠溃疡疗程为4周，胃溃疡的疗程为6～8周，通常胃镜下溃疡的愈合率均在90%以上。对于存在高危因素及巨大溃疡患者，建议适当延长疗程。

（2）用质子泵抑制剂治疗胃泌素瘤或G细胞增生等致胃泌素分泌增多而引起的消化性溃疡病，效果优于使用H_2受体拮抗剂进行治疗。

（3）其他抑酸药与抗酸药亦有助于缓解消化性溃疡病患者的腹痛、泛酸等症状，促进溃疡愈合。

4. 根除幽门螺杆菌

根除幽门螺杆菌已成为消化性溃疡病的基本治疗方法，它是溃疡愈合和预防复发的有效防治措施。

（1）最新2012年井冈山共识推荐：铋剂＋质子泵抑制剂+2

种抗生素物组成的四联疗法。

推荐的四联方案中抗菌药物的剂量和用法

方案	抗菌药物 1	抗菌药物 2
1	阿莫西林 1000 mg/ 次，2 次 / 日	克拉霉素 500 mg/ 次，2 次 / 日
2	阿莫西林 1000 mg/ 次，2 次 / 日	左氧氟沙星 500 mg/ 次，1 次 / 日或 200 mg/ 次，2 次 / 日
3	阿莫西林 1000 mg/ 次，2 次 / 日	呋喃唑酮 100 mg/ 次，2 次 / 日
4a	四环素 750 mg/ 次，2 次 / 日	甲硝唑 400 mg/ 次，2 次 / 日或 3 次 / 日
4b	四环素 750 mg/ 次，2 次 / 日	呋喃唑酮 100 mg/ 次，2 次 / 日

（2）青霉素过敏者的推荐方案：克林霉素 + 左氧氟沙星；克林霉素 + 呋喃唑酮；四环素 + 甲硝唑；四环素 + 呋喃唑酮；克林霉素 + 甲硝唑，抗生素使用剂量和用法如上表相同。

（3）根除治疗疗程为 10 天或 14 天，放弃 7 天方案。

（4）不再细分一线和二线治疗方案，分初次治疗及补救治疗。首先，可选择其中的 1 种方案作为初次治疗，如初次治疗失败，可在剩余的方案中再选择 1 种方案为补救治疗；其次，补救治疗建议间隔 2 ~ 3 个月；再次，两次正规方案治疗失败时，如需要给予第 3 次治疗，应先评估根除治疗的风险—获益比；最后，抑酸剂在根除方案中起重要作用，选择作用稳定、疗效高、受 CYP2C19 基因多态性影响较小的质子泵抑制剂（埃索美拉唑、雷贝拉唑等），可提高幽门螺杆菌根除率。

（5）序贯疗法与伴同疗法新认识：序贯疗法在国内研究中并未显示优势。因此，除非在没有铋剂，或有铋剂使用禁忌时考虑序贯疗法或伴同疗法。具体方法如下，序贯疗法：前 5 天质子泵抑制剂 + 阿莫西林，后 5 天质子泵抑制剂 + 克拉霉素 + 甲硝唑，共 10 天。伴同疗法：同时服用质子泵抑制剂和三种抗生素（如质子泵抑制剂 + 克拉霉素 + 阿莫西林 + 甲硝唑）7 天，10 天，或 14 天。

5. 其他药物治疗

联合应用胃黏膜保护剂可提高消化性溃疡的愈合质量，有助于减少溃疡的复发。建议对于老年人消化性溃疡以及难治性溃疡、巨大溃疡、复合性溃疡患者在进行抗酸和抗幽门螺杆菌治疗的同时，使用胃黏膜保护剂。

6.非甾体抗炎药相关性溃疡的防治

（1）质子泵抑制剂是治疗非甾体抗炎药相关性溃疡的首选药物。

（2）胃黏膜保护剂可起到增加前列腺素合成、清除并抑制自由基、增加胃黏膜血流等作用，对非甾体抗炎药相关性溃疡有一定的治疗作用。

（3）非甾体抗炎药相关性溃疡并发症的预防可根据不同的风险程度采用不同的方案。

二、临证诊疗禁忌

（一）避免幽门螺旋杆菌的感染和传播

如前文所述，幽门螺杆菌为消化性溃疡主要致病因素之一，其主要传播途径为：粪—口传播，医疗途径传播，人—人途径传播。因此，避免感染幽门螺杆菌便是防治消化性溃疡的重中之重。那么如何避免幽门螺杆菌的传播呢？亚洲人有用筷子在一个大碗里吃菜的习俗，使得唾液里的细菌有机会通过筷子传播到食物上并相互传染。当然，这种用餐方式还可传播其他疾病，所以我国医学家早就呼吁：要改变用餐方式，宜选择分餐制或使用公筷。而在一些不使用筷子的国家，如果水源出现了问题，也可能导致幽门螺杆菌感染。如科学家在拉美一些国家的饮用水中发现了幽门螺杆菌，研究还发现这些细菌可在河水中存活3年。专家也证实幽门螺杆菌可在自来水中存活4～10天。因此，在日常生活中我们要做到喝开水不喝生水，吃熟食不吃生食，牛奶则要在消毒后再饮用。幽门螺杆菌是经口腔进入人体的，因为这种细菌常存在于病人和带菌者的牙垢与唾液中。因此，注意口腔卫生、防止病从口入，就是预防幽门螺杆菌感染、预防胃病与胃癌的重要措施。在我国，有不少婴儿感染了幽门螺杆菌。经过研究发现，婴儿感染幽门螺杆菌都与大人口对口喂食有关系。因此，如果父母感染了幽门螺杆菌，一定要注意这一点，以免影响孩子的身体健康。非洲小孩的幽门螺杆菌感染率高，也是母亲习惯先咀嚼再喂食的缘故。试验证明，溃疡病患者与人接吻，也有传播此病的危险，应加以警惕。因此，我们要养成良好的卫生习惯，应做到：饭前便后洗手；经常使用的餐具一定要严格消毒；牙具等清洁用品不要放在卫生间内，一定要放在通风的地方；而卫生间也需要经常通风以及接受阳光的照射，卫生间在阴面的可采用紫外线灯照射，每次 5 ~ 10 分钟即可；定期到医院接受幽门螺杆菌检查，以便能够及时发现，及时治疗。

（二）忌烟酒

科学家经研究发现，无论是大量吸烟还是少量吸烟，都可以使胃酸分泌增加。在吸烟开始 30 分钟后十二指肠的酸度就开始升高，直到停止吸烟 30 ~ 60 分钟才能恢复到正常水平。吸烟可使胃的幽门括约肌松弛，导致胆汁反流发生。吸烟延迟胃的排空，影响胰腺和十二指肠分泌碳酸氢盐，从而削弱中和胃酸的作用。香烟中的尼古丁可直接损伤胃黏膜的血管，使胃黏膜血流量减少。吸烟还可以使胃黏膜中的保护性细胞因子分泌减少。这些都使得胃黏膜的屏障保护作用减弱，而导致消化性溃疡。研究发现，吸烟者中幽门螺杆菌的感染率比不吸烟者高，而且，吸烟者感染幽门螺杆菌的人群有 73% 患消化性溃疡病，而不吸烟者感染幽门螺杆菌的人群中仅有 29% 患消化性溃疡病。吸烟者服用非甾体抗炎药时，比不吸烟的服药者更容易患消化性溃疡病以及并发症。

酒有一定的医疗保健作用，对防治许多疾病都是有益的，但饮酒对消化性溃疡病人是非常不利的。因为无论什么酒都含一定量的酒精，酒精对胃黏膜有刺激作用，可引起胃肠的剧烈蠕动，诱发剧烈的腹痛。同时，酒精能使毛细血管扩张，容易引起溃疡面出血。在两者的作用下，本来就已经变薄的溃疡面，就可能穿孔，使病情更加严重而复杂。因此，消化性溃疡病患者最好不要饮酒。

（三）忌食过酸、过辣等刺激性食物

相信很多有消化性溃疡的朋友都有这样的经历，在医院就诊时，医生会反复强调少吃辣椒和酸性等刺激性的食物。这是因为辛辣或酸性的刺激性食物如辣椒、辣油、胡椒、咖喱、芥末、酸醋、酸菜、大蒜、生葱等，会直接刺激溃疡面，使溃疡面充血、水肿，诱发胃痛，同时还可刺激胃黏膜，增加胃酸的分泌，加重溃疡病情。酸性的水果如橘子、柠檬、青苹果含有丰富的果酸和维生素 C，食后可使消化道中的酸度明显增加，使溃疡病情加重，甚至导致上消化道出血和胃穿孔，故不宜食用。但不宜食用是不是就是从此要与辣椒、大蒜告别了吗？其实不然。因为辣椒会增加胃黏膜的血流量，并会刺激胃黏膜合成和释放前列腺素，能有效阻止有害物质对胃黏膜的损伤，对胃有保护作用。另外，大蒜能杀灭胃内的幽门螺杆菌，该菌是消化性溃疡主要致病原因之一。适当食用辣椒、大蒜等辛辣食物，只是注意不要过量。虽说如此，但请朋友们千万不要忘记，水能载舟亦能覆舟，如果朋友们看了此文从此毫无顾忌，肆意食用辣椒、大蒜等辛辣刺激食物，那便是笔者莫大的罪过了。

（四）忌食过硬过软食物

忌食过硬食物，这是很多人都知道的，而过硬的食物首先就是含有大量脂肪的动物肉类。动物类食物会给消化系统增加更多的负担。如果患者一定要吃肉，在食用的时候，至少要将脂肪剔除。在烹制食物时，避免将食物煮或炸得太老，也要避免食用炭火烤

制的食物，因为那样会使食物中的分子结合得太紧而难以消化，从而刺激胃酸分泌，使溃疡加重。

而过软的食物对有消化性溃疡的朋友们来讲也未必完全适合。早些年，禁食、少食、只吃单纯的流质或半流质饮食等膳食治疗方法曾被当成消化性溃疡病的主要治疗措施。其内容非常严格、复杂和烦琐，但实际上并未起到多少治疗作用。现在仍有许多人沿袭少食、禁食等过时方案来治疗消化性溃疡，这是错误的。研究表明，食物中纤维素不足也是引起溃疡病的原因之一。有人对胃溃疡病人随访，发现饮食富含纤维素者胃溃疡复发率为45%，饮食过分细软者胃溃疡复发率为80%。同时细软食物在口腔中咀嚼时间较短，未能使唾液充分分泌。唾液不仅能帮助消化，还有中和胃酸、提高胃黏膜屏障作用。所以，胃溃疡患者对饮食的要求比较苛刻，过硬不可以，过软同样也不行，合理的膳食选择可以使溃疡面的愈合事半功倍。

（五）忌熬夜

熬夜成了时下年轻人热衷的生活方式，但是专家提醒，经常熬夜，睡眠不足，对胃部健康影响非常大。

据美国洛杉矶医学研究机构的研究发现，经常熬夜睡眠不足的人，其胃病发病率是一般人的3～4倍。这是因为，人的胃除了能分泌胃酸、胃蛋白酶消化食物以外，还能分泌一种有自我保护作用的TFF蛋白。这种胶冻状的黏液物质，能在胃的黏膜上形成一种黏液膜，保护胃黏膜不受坚硬的物质或尖锐的物质所损伤。

另外，这种物质是弱碱性的，能够阻止胃酸对胃黏膜的腐蚀作用和胃蛋白酶对胃黏膜的消化作用。所以，尽管胃酸的酸度较高，胃蛋白酶的消化力较强，但由于有TFF蛋白对胃黏膜的保护作用，一般情况下也不会将胃黏膜腐蚀而引起胃病。这种TFF蛋白分泌的多少，会随着人体生物钟的节奏自动调整，一般在白天分泌较少，晚上分泌较多，夜间熟睡时分泌更多。据测定，人在夜间熟睡时分泌的 TFF 蛋白，相当于白天一天分泌总量的 20～30 倍。所以爱熬夜而睡眠很少的人，不能在夜间熟睡时保证胃分泌较多的 TFF 蛋白，影响胃的修复和保护能力，故容易发生胃溃疡，从而影响健康。

（六）忌情志抑郁

研究表明，消化性溃疡病与诸多心理因素、社会因素密切相关，如生活事件、职业压力、危害健康的行为、负面情绪、社会经济地位等。临床亦发现消化性溃疡患者具有较强的抑郁、焦虑的负面情感因素，其心理异常率为 76.6%，较正常人群明显增高。情绪异常可影响患者的胃肠生理功能，可使症状复发或加剧，而消化系统对情绪变化具有高度相关性和敏感性，是其重要的靶器官。故可将消化性溃疡归属于典型的身心疾病，认为情绪精神因素对溃疡的愈合质量起着重要的作用。中医向来重视情志致病，将抑郁、焦虑等负面情绪归结于肝郁范畴。目前有关肝郁对溃疡病愈合影响的研究也越来越深入。随着研究的深入，科学家们发现情志抑郁会使胃黏膜产生炎性改变，前列腺素 E_2 含量及胃黏膜组织中一氧化氮水平降低，是胃黏膜损伤的病理生理基础。胃及十二指肠内有丰富的微血管，为黏膜供应丰富的血运，以维持胃肠的正常结构和功能，因此黏膜损伤与溃疡的愈合关系密切。而研究发现，肝郁证动物的扩展形血小板含量比对照组多 58%，而正常形态的血小板数量又比对照组显著减少；以 5 种切变率的速度测定全血黏度的结果显示，肝郁证动物全血黏度、血浆比黏度明显高于对照组。有研究也提示，血清血栓素 B_2 明显升高，6-酮-前列腺素 FLa/ 血栓素 B_2 的比值下降，存在明显微循环障碍。以上研究结果提示郁证可能通过影响胃黏膜的微循环而引起黏膜的损伤影响溃疡的愈合。植物神经功能紊乱在应激性胃黏膜损伤发生中也有很重要的作用。研究发现，常温下对大鼠施加束缚应激时，较迷走神经兴奋的频率与幅度异常增加；而在较冷环境下对其施加束缚应激，则这种增高更加明显，且与胃黏膜病变程度呈明显正相关，提示应激状态下迷走神经高度兴奋，使肥大细胞脱颗粒，释放出组胺、白三烯等炎性介质。组胺兴奋黏膜下小动脉的 H_1 和 H_2 受体，使其毛细血管前括约肌扩张，引起胃壁充血，微血管通透性增加，并造成胃壁的局部水肿，黏膜有效灌注压下降和胃黏膜缺血。白三烯也可明显收缩胃黏膜下微血管，导致黏膜充血、血液外渗、血流瘀滞和血流量下降，进而引起胃黏膜损伤。由此可见，情志对于消化性溃疡的影响何其之大。因此，时刻保持轻松、愉悦、舒畅的心情，对于消化性溃疡患者来说至关重要。

（七）忌滥用非甾体类抗炎药

消化性溃疡是常见病，溃疡出血是临床常见急症，据报道，此病的病死率为 4% ~ 12%，再出血病死率增加 10 倍。直到 20 世纪 90 年代，因发现强抑酸剂 H_2 受体拮抗剂和质子泵抑制剂对幽门螺杆菌的作用，使其发病率有所下降。近二十余年，人们对其病因、发病机制和治疗已有新的认识。尽管医学界对本病的研究在不断进展，但它仍然是临床上的疑难问题。因为非甾体抗炎药被广泛使用并且不断在增加使用，包括小剂量阿司匹林在内的抗血小板治疗作为心血管疾病的一级和二级治疗策略，这些药物使用频度在增加，特别是使用置入药物洗脱心脏血管支架时也常用抗血小板药。虽然此类方案已有日益增多的获益证据，但也应认识到其导致的溃疡和相关消化道出血的风险，并可因使用非甾体抗炎药、糖皮质激素和抗凝血药诱发和加重。如何预防阿司匹林等抗血小板治疗引起的消化道出血？我国心血管内科、消化内科和临床药学专家共识意见如下：

1. 严格掌握抗血小板治疗适应证

对于一级预防，患者需长期使用抗血小板药物，应严格评估风险和获益，只有获益远大于风险的人群才可使用。对于二级预防，阿司匹林减少死亡和再发心肌梗死的作用已被证实，所有无禁忌证者均需使用。若患者对阿司匹林过敏，可用氯吡格雷替代。对于患急性冠状动脉综合征者，一般均使用双联抗血小板治疗；未置入支架者，抗血小板治疗 1 年；置入裸金属支架者，在需用 1 个月内皮愈合的阶段使用双联抗血小板治疗；置入药物洗脱支架者，因内皮愈合时间长，需用双联抗血小板治疗。对于稳定性心绞痛的二级预防，不主张常规使用双联抗血小板治疗。但将小剂量肠溶阿司匹林胶囊改用氯吡格雷替代，并不如阿司匹林加质子泵抑制剂更安全。阿司匹林和抗凝剂（包括肝素和华法林）联用，会增加颅外出血事件风险，主要是导致上消化道大出血的概率增加 50%。要评估血管、心律和心瓣膜状况，应加用质子泵抑制剂，充分权衡患者特殊出血和栓塞的风险，必要时停用抗血小板制剂，因为华法林对心脏也有保护作用。

2. 识别出血高危患者，根据需要使用质子泵抑制剂

对接受抗血小板治疗者，需进一步评估其消化道出血发生风险，区分高危和非高危患者。有下列情况应考虑加用质子泵抑制剂：

（1）住重症加强护理病房需机械通气已超过 48 小时。

（2）有凝血机制障碍。

（3）近年有消化道溃疡或消化道出血病史。

（4）头部或脊髓有损伤、烧伤。

（5）有下列危险因素至少两项：在重症加强护理病房停留超过 1 周、应用糖皮质激素（氢化可的松 250 毫克或等效剂量）超过 6 日或更长时间、败血症患者。一般疗程不超过 8 周。

对于高危患者，可按需间断或必要时使用质子泵抑制剂，例如在使用抗血小板药物最初 3 个月内使用质子泵抑制剂。与氯吡格雷联用时，理论上先选择雷贝拉唑和泮托拉唑，因这两种质子泵抑制剂对削弱氯吡格雷有益作用影响小。对非消化道出血高危患者以及高危患者在停用质子泵抑制剂期间可酌情使用 H_2 受体拮抗剂（如法莫替丁）和黏膜保护剂（如瑞巴派特）。

能否将质子泵抑制剂作为预防药长期服用呢？答案是否定的，因长期使用该药会使胃泌酸功能明显受抑，胃蛋白酶失活，导致消化不良，干扰胃肠道内环境，引发菌群失调，乃至二重感染，故宜酌情间断使用。

综上所述，使用非甾体抗炎药可能导致严重的消化道不良事件，包括炎症、出血、溃疡、致死性胃或肠穿孔。该事件可能发生在用药期间而无任何警觉症状，易使老年患者因严重的消化道事件而处于病危状态。非甾体抗炎药也可能增加严重的致死性心血管事件风险，该风险随用药剂量和时间的增加而增加。对于使用抗血小板药和非甾体抗炎药治疗一级和二级预防心血管疾病时，应充分评估与每一位患者自身相关的获益和潜在的风险，选择恰当的药物并努力减少消化道和心血管并发症，坚持个体化用药，绝不滥用非甾体抗炎药。

（八）忌浓茶、咖啡、碳酸饮料

茶有清头目、除烦渴、提精神、化痰、消食、利尿、解毒等作用，是许多人喜爱饮用的饮料。对健康人来说，饮茶是有益的；但对溃疡病患者，饮茶则有害无益。茶作用于胃黏膜后，可促进胃酸分泌增多，尤其是对十二指肠溃疡患者来说，这种作用更为明显。因为茶叶中的一些化学成分如咖啡因、茶碱和可可碱能强烈刺激胃酸分泌，其刺激强度与茶的浓度成正比。茶的浓度越高，刺激胃酸分泌越多，对溃疡创面刺激越严重，溃疡越恶化。目前用来治疗溃疡的药物大多是通过抑制胃酸分泌而起作用的，可见常喝浓茶是不利于溃疡愈合的。咖啡和茶叶成分相似，都含有大量的咖啡因。咖啡因刺激胃酸分泌，并使消化系统平滑肌血管松弛，加速食物的代谢，而降低食物的营养价值。

碳酸饮料对于胃溃疡患者来说也是大忌，或许有人不以为然，没关系，让我们先来看一个真实的故事，14岁的少年小风（化名）经常肚子疼，去医院一查，居然是胃溃疡，相信很多人开始疑惑了，为什么他小小年纪就会患上胃溃疡呢？小风小时候不爱吃饭，就爱吃洋快餐，喝碳酸饮料。小风的爸爸陈先生说，大概从 6 岁开始，小风每个星期至少要吃两次洋快餐，还要喝一大杯可乐。"没吃到撑了是不会离开的。"陈先生一开始觉得孩子胃口好，也就满足了他。随着年龄的增长，小风虽然吃洋快餐没小时候那么频繁了，但是每天吃饭都必须要喝碳酸饮料。三天前，因为反复的腹痛，小风在医院做了胃镜，14 岁的他患了胃溃疡。孩子的胃肠道功能比成人要弱，长期饮用碳酸饮料，会刺激孩子的胃黏膜，时间一长，会损伤孩子娇嫩的胃肠。

参考文献：

［1］中华消化杂志编委会．消化性溃疡病诊断与治疗规范（2013 年，深圳）［J］．中华消化杂志，2014，34（2）：73-76.

［2］中华医学会．临床诊疗指南：消化系统疾病分册［M］．北京：人民卫生出版社，2005.

［3］钟桂书，曲东明．幽门螺杆菌——胃癌的罪魁祸首［J］．石家庄理工职业学院学术研究，2009，4（3）：60-62.

［4］新疆农垦科技杂志社编辑部．健康养生［J］．新疆农垦科技，2012（8）.

［5］须惠仁，傅湘琦，向丽华，等．肝郁证的动物实验研究——激怒刺激对大白鼠血液流变学的影响［J］．中医杂志，1991（6）.

［6］杨昭徐．消化性溃疡与非甾体抗炎药的合理应用［J］．药品评价，2010（16）.

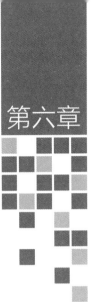

第六章

胃癌

| 案例 |

患者李某，男，67岁，退休老干部。既往有慢性萎缩性胃炎病史8年，平时爱喝酒，吸烟40余年，未系统治疗过，偶尔出现胃痛、泛酸、打嗝等症状，但都不明显。3天前，因参加一次生日宴席，大量饮酒后出现腹痛，以饭后、活动后、站位时明显，打嗝、泛酸等症状加重，伴有恶心、呕吐，小便黄，大便干燥且4～5日排便1次。经家属劝说，就诊于某院消化内科门诊。细问病史发现，患者近半年体重减轻10余斤，饭后饱胀感明显，食后难以消化。查胃镜及活检病理确诊为贲门胃底癌。

为什么吃了一顿饭，症状突然就加重了呢？既往有慢性胃病的患者应该注意什么，且发现后应当怎样对待呢？带着这些疑问，让我们来谈谈什么是胃癌，胃癌是如何发生的，胃癌患者应该注意些什么。

一、什么是胃癌

胃癌或胃腺癌是指发生于胃黏膜上皮的恶性肿瘤。

（一）流行病学

世界范围内，胃癌是最常见的恶性肿瘤之一，患病率仅次于肺癌。胃癌的发病率存在明显的地区差异。日本、中国、俄罗斯等国和南美及东欧等地为高发区，而北美、西欧等地和澳大利亚及新西兰等国为低发区。高、低发区之间的发病率可相差10倍以上。胃癌发病率存在性别差异，男性约为女性的2倍。

胃癌也是我国最常见的恶性肿瘤之一，但发病率地区差异明显。从西北黄土高原向东至东北辽东半岛，沿海南下胶东半岛至江、浙、闽地区为高发地带，而广东、广西等省区的发病率很低。

自20世纪60～70年代以来，胃癌的发病率在日本、美国等一些国家开始下降，近20年我国的胃癌发病率也呈一定下降趋势。以上海市为例，1972年该市胃癌发病率男性为62/100 000，女性为24/100 000；1995年男性降至36/100 000，女性降至18/100 000，发病率的下降以男性尤为明显。进一步分析发现，下降的主要是胃窦部癌，而胃体上部和贲门部癌并未下降。

（二）病因和发病机制

关于胃癌的病因迄今尚未阐明，但多种因素会影响胃癌的发生。目前所知主要与下列因素有关：幽门螺杆菌感染、亚硝基化合物、亚硝酸盐的摄入、真菌感染、遗传因素等。

1. 病因

（1）幽门螺杆菌感染：幽门螺杆菌感染是发生胃癌的重要因素的主要依据有：①前瞻性流行病学调查显示幽门螺杆菌感染可使胃癌发病危险性增加 2.8 ～ 6 倍。②幽门螺杆菌感染是慢性活动性胃炎的主要病因，克雷亚提出的胃癌发病多阶段模式（自非萎缩性胃炎依次演变为萎缩性胃炎、肠化 / 异型增生、胃癌）已被普遍接受，因此有理由认为幽门螺杆菌感染与胃癌发病密切相关。根据上述理由，1994 年世界卫生组织属下的国际癌症研究机构将幽门螺杆菌列为引起胃癌的第 1 类（肯定）致癌原。③ 1998 年日本学者在仅用幽门螺杆菌感染的蒙古沙鼠中诱发出胃癌，为幽门螺杆菌是致癌原提供了更有力的依据。④通过随访内镜下已切除病灶的早期胃癌患者，发现幽门螺杆菌根除者不再或极少发生胃癌，而未根除者有部分发生胃癌。目前认为，幽门螺杆菌感染是人类胃癌发病的重要因素，但仅有其感染还不足以引起胃癌，还必须有其他因素参与。一些毒力较强的幽门螺杆菌菌株感染可能与胃癌发病的关系更密切。

（2）亚硝基化合物：根据亚硝基化合物分子结构的不同，可将其分成 N–亚硝胺和 N–亚硝酰胺两大类。N–亚硝基化合物的最突出的特点是：除了本身之外，其前体在适宜条件下即可生成亚硝胺或亚硝酰胺。几种重要的亚硝基化合物的来源为腌制的动物性食品、食品添加剂、高热时蛋白质分解产物、啤酒、霉变食品。食物中的亚硝胺是人类接触亚硝胺的一个重要方面，无论是啤酒还是奶酪都能检出亚硝胺。此外，人类接触亚硝胺的途径还有化妆品、香烟烟雾、药物、农药以及餐具清洗液和表面清洁剂等。N–亚硝基化合物污染食品对人体的危害有致癌作用、致畸作用、致突变作用。

（3）亚硝酸盐：它是一类无机化合物的总称，主要指亚硝酸钠。亚硝酸钠为白色至淡黄色粉末或颗粒状，味微咸，易溶于水。其外观及滋味都与食盐相似，并在工业、建筑业中被广为使用，在肉类制品中也允许将其作为发色剂限量使用。由亚硝酸盐引起食物中毒的概率较高。食入 0.2 ～ 0.5 克的亚硝酸盐即可引起中毒甚至死亡。亚硝酸盐多存在于腌制的咸菜、肉类、不洁井水和变质腐败蔬菜中。部分新鲜蔬菜如小白菜、韭菜、菠菜、甜菜、小萝卜叶等也含有较多的亚硝酸盐和硝酸盐。还有人们食用的灰菜、野荠菜等野生植物，都含有较多的硝酸盐和亚硝酸盐类物质。有的地方用亚硝酸盐含量高的苦井水腌制食品或误将工业用亚硝酸盐当作食用盐腌制食品，使食品中的亚硝酸盐含量更高。另外，在一些特殊情况下，如肠道功能紊乱时，由于胃酸分泌减少，在肠道硝酸盐还原菌（沙门菌属和大肠杆菌）的作用下，可使大量硝酸盐还原为亚硝酸盐，从而引起亚硝酸盐中毒。长期饮用含亚硝酸盐的井水或腌制咸肉时加亚硝酸盐过多也可引起亚硝酸盐中毒。

（4）真菌感染：发霉的食物中含有较多的真菌霉素，真菌毒素可以诱发大鼠胃腺癌或胃的癌前病变。已证实杂曲霉菌及其代谢产物与 N-亚硝基化合物有协同致癌作用。有些真菌也可合成 N-亚硝胺。长期食用发霉食物可能是致癌的重要因素。

（5）遗传因素：关于胃癌的家族性聚集少有报道。胃癌的家族聚集倾向虽然也有可能反映了家庭成员共有的环境因素，但遗传确实是危险因素之一。约 1% ～ 3% 的胃癌属遗传性胃癌易感综合征，其中编码钙黏蛋白的上皮·钙粘连素基因突变所致的遗传性弥漫性胃癌是较为清楚的一种。胃癌可以是遗传性非息肉病性大肠癌的部分表现，后者具有显著的遗传特性。在青少年发生的胃癌中，遗传因素作用更大。个体的白细胞介素 -1β 和其他炎性细胞因子如白细胞介素 -10、肿瘤坏死因子 -α 等基因多态性影响幽门螺杆菌感染后胃黏膜的炎症程度、萎缩和胃酸分泌状态。携带上述某些白细胞介素基因型的个体在幽门螺杆菌感染后，胃黏膜炎症程度较重，易发生胃黏膜萎缩和低胃酸，从而增加了胃癌发生的危险性。

2. 胃癌的癌前变化

胃癌很少直接从正常胃黏膜上皮发生，而大多发生于原有病理变化的基础上，即癌前变化。1978 年世界卫生组织专家会议将胃癌的癌前变化分为癌前病变和癌前状态两类，被沿用至今。癌前病变指一类易发生癌变的胃黏膜病理组织学变化，即异型增生或上皮内癌变；癌前状态指一些发生胃癌危险性明显增加的临床情况，包括：

（1）萎缩性胃炎（伴或不伴有肠化和恶性贫血）：由于低酸、细菌生长等胃内微环境改变导致内源性亚硝基化合物形成所致。随访研究表明，中、重度萎缩性胃炎患者的胃癌年发生危险性约为 0.5%。

（2）慢性胃溃疡：溃疡边缘黏膜反复损伤、修复，增加了细胞恶变的危险性。

（3）残胃：指良性胃疾病手术后，癌变一般在术后 15 ~ 20 年以上才发生，与低胃酸、胆汁反流等因素有关。术后残胃癌发生率 Billroth Ⅱ 式较 Ⅰ 式高。

（4）胃息肉：增生性（或炎症性）息肉恶变率很低，仅 1% 左右；腺瘤性息肉恶变率为 40% ~ 70%，直径大于 2 厘米的息肉恶变率更高。

（5）胃黏膜巨大皱襞症：恶变率为 10% ~ 13%。

3. 发病机制

幽门螺杆菌感染几无例外地会引起慢性非萎缩性胃炎，一些毒力较强的幽门螺杆菌菌株感染后，在环境因素和遗传因素的协同作用下，部分个体发生胃黏膜萎缩和肠化。胃黏膜萎缩可导致胃内微环境改变，表现为：胃酸分泌减少，胃内 pH 升高使胃内细菌过度繁殖，细菌将食物中的硝酸盐还原成亚硝酸盐，后者与食物中的二级胺结合，生成 N- 亚硝基化合物。亚硝基化合物是致癌物，它一方面可加重胃黏膜萎缩，形成所谓"恶性循环"；另一方面可损伤胃黏膜上皮细胞基因，诱发基因突变。此外，幽门螺杆菌感染可引起胃黏膜上皮细胞增殖和凋亡水平失衡，表现为：细胞增殖增加，凋亡减少；炎症产生的氧自由基等也可损伤细胞DNA，诱发基因突变。在这些因素的长期作用下，导致某些癌基因激活、抑癌基因失活和基因错配修复基因突变。这些分子改变事件的逐步累积，使细胞异型性不断增加（异型增生），最终发生胃癌。

（三）病理

胃癌可发生于胃的任何部位，半数以上发生于胃窦部、胃小弯及前后壁，其次在贲门部，胃体区相对较少。

1. 根据组织结构分型

（1）腺癌：包括乳头状腺癌、管状腺癌与黏液腺癌。根据其分化程度分为高分化、中分化与低分化 3 种。

（2）未分化癌。

（3）黏液癌（印戒细胞癌）。

（4）特殊类型癌：包括腺鳞癌、鳞状细胞癌、类癌等。

2. 根据组织发生方面分型

（1）肠型：癌起源于肠腺化生的上皮，癌组织分化较好，巨体形态多为蕈伞型。

（2）胃型：癌起源于胃固有黏膜，包括未分化癌与黏液癌，癌组织分化较差，巨体形态多为溃疡型和弥漫浸润型。

（四）分期

目前关于胃癌的分期的意见仍未完全一致，较常使用的是美国分期系统、日本胃癌系统和国际抗癌联盟 3 种。目前最新的胃癌分期采用美国癌症联合协会公布的 2009 年胃癌国际分期。

1. 美国癌症联合协会胃癌 TNM 分期（2009 年第七版）

（1）T 分期。

Tx：原发肿瘤无法评估。

T0：无原发肿瘤的证据。

Tis：原位癌，上皮内肿瘤，未侵及固有层。

T1：肿瘤侵犯固有膜、黏膜肌层或黏膜下层。

T1a：肿瘤侵犯固有膜或黏膜肌层。

T1b：肿瘤侵犯黏膜下层。

T2：肿瘤侵犯固有肌层。

T3：肿瘤穿透浆膜下结缔组织，而未侵犯脏层腹膜或邻近结构。

T4：肿瘤侵犯浆膜（脏层腹膜）或邻近结构。

T4a：肿瘤侵犯浆膜（脏层腹膜）。

T4b：肿瘤侵犯临近结构。

注：①肿瘤穿透肌层，进入胃结肠或肝胃韧带，或进入大网膜、小网膜，但未穿透覆盖这些结构的脏层腹膜，这种情况肿瘤为 T3，如果穿透了这些结构的脏层腹膜肿瘤就为 T4；②胃的临近结构包括脾、横结肠、肝、膈肌、胰腺、腹壁、肾上腺、肾、小肠和后腹膜；③肿瘤由胃壁延伸到十二指肠或食管，T 分期由包括胃在内的最严重处的浸润深度决定。

（2）N 分期。

Nx：区域淋巴结无法评估。

N0：区域淋巴结无转移。

N1：1 ~ 2 个区域淋巴结转移。

N2：3 ~ 6 个区域淋巴转移。

N3：7 个或 7 个以上区域淋巴结转移。

N3a：7 ~ 15 个区域淋巴结转移。

N3b：16 个或 16 个以上区域淋巴结转移。

注: 不论切除及检查的淋巴结总数, 若所有淋巴结都没有转移,

定为 pN0。

（3）M 分期。

M0：无远处脏器和淋巴结转移。

M1：已转移至远处淋巴结和（或）其他脏器。

2. 形态类型

（1）早期胃癌按日本内镜学会所提出的分型分为隆起型（Ⅰ型）、平坦型（Ⅱ型，再分成Ⅱa、Ⅱb、Ⅱc，即浅表隆起、浅表平坦和浅表凹陷 3 种亚型）和凹陷型（Ⅲ型）。病灶直径小于 1 厘米者称为小胃癌，小于 0.5 厘米者称为微小胃癌。

（2）进展期胃癌多采用 Borrmann 分型，分成隆起型（Ⅰ型）、局限溃疡型（Ⅱ型）、浸润溃疡型（Ⅲ型）和弥漫浸润型（Ⅳ型）。弥漫浸润累及胃大部或全胃时称皮革胃。局限溃疡型和浸润溃疡型较多见。

3. 转移胃癌主要有以下 4 种扩散形式：

（1）直接蔓延扩散至相邻器官，如胰腺、脾、横结肠、网膜。

（2）淋巴结转移：是最常见的转移形式，分局部转移和远处转移，如转移至左锁骨上时的魏尔啸淋巴结。

（3）血液播散：常转移到肝脏，其次可累及腹膜、肺、肾上腺、肾脏、脑，也可胃及卵巢、骨髓及皮肤，但较少见。

（4）腹腔内种植：癌细胞从浆膜层脱落入腹腔，种植于腹膜、肠壁和盆腔。直肠前窝种植出现肿块时，称为布鲁默氏架，肛指检查可扪及；种植于卵巢，称库肯勃瘤。

（五）临床表现

约半数的早期胃癌患者可无任何症状和体征，有症状者亦非特异性，因此，对早期胃癌的诊断较为困难。

进展期胃癌最早出现的症状是上腹痛，可伴有早饱、食欲减退和体重减轻等。上腹痛可急可缓，开始时仅上腹部饱胀不适，餐后更甚，继之有隐痛不适，偶尔呈胃溃疡样节律性疼痛。早饱指患者虽有饥饿感，但稍一进食即感饱胀不适，是胃壁受累的表现，但该症状本身不具特异性。

胃癌发生并发症或转移时可出现一些较特殊的症状。贲门癌累及食管下端时可出现咽下困难，胃窦癌引起幽门梗阻时可有恶心、呕吐，溃疡型癌有出血时可出现黑便甚或呕血，腹膜转移产生腹水时则有腹部胀满不适。

胃癌的体征主要有上腹部肿块及远处转移出现的肝肿大伴结节、腹水、魏尔啸淋巴结、直肠前窝肿块、卵巢肿块、左腋前淋巴结肿大和脐周小结等。少部分胃癌可出现伴癌综合征，包括血栓性静脉炎、黑棘皮病、皮肌炎等，有时可在胃癌被察觉之前出现。

（六）诊断

1. 主要依据

（1）早期可无明显症状和体征，或出现上腹部疼痛、饱胀不适、食欲减退；或原有胃溃疡症状加剧，腹痛为持续性或失去节律性，按溃疡病治疗症状不缓解，可出现呕血、黑便。

（2）晚期体重下降，进行性贫血、低热，上腹部可触及包块并有压痛，可有左锁骨上淋巴结肿大、腹水及恶病质。

（3）贲门部癌侵犯食管，可引起下咽困难；幽门部癌可出现幽门梗阻症状和体征。

（4）实验室检查早期可疑胃癌，游离胃酸低度或缺乏，红细胞压积、血红蛋白、红细胞下降，大便潜血（+）；肿瘤标志物异常增高。

（5）影像学检查提示胃癌，如胃气钡双重对比造影、CT 等。

2. 病理诊断

主要依据胃镜活检组织学病理诊断。有条件的医疗卫生机构应行免疫组化检查，以鉴别肿瘤的组织学分型或确定肿瘤的神经内分泌状况。近年来，临床更重视胃癌的术前分期，根据术前分期制订合理治疗方案。

3. 内镜检查

随着内镜的普及，以及清晰度和分辨率更高的电子内镜在临床上的应用，胃癌的诊断准确率有了很大提高。大多数胃癌通过内镜检查加活检而得到正确诊断，但仍有少部分胃癌特别是小胃癌或微小胃癌可能被漏诊。为了提高胃癌诊断的正确性，应注意以下几点：

（1）检查前口服消泡祛黏液剂，充分暴露胃黏膜。

（2）仔细观察，做到无盲区。

（3）对可疑病灶应多点活检。

（4）对小病灶，用胃镜下黏膜染色（色素内镜）、放大内镜或共聚焦内镜观察有助于指导活检。

（5）对可疑病灶要加强随访。内镜下早期胃癌和进展期胃癌的形态分类见病理形态分类。

4. 胃癌术前的 TNM 分期

胃癌的术前 TNM 分期对治疗方法的选择有重要意义。超声内镜检查可提供胃癌术前局部分期，CT 主要用于评估远处转移（肝、腹膜后淋巴结等），PET/CT 对显示淋巴结转移的准确性更高。一般主张经内镜活检做出胃癌诊断后，应行 CT 扫描以排除远处转移，如果 CT 检查未显示远处转移，应进行内镜超声检查。如果没有明显远处转移和病变未侵及邻近器官，手术是最合适的治疗手段。

（七）并发症

1. 出血

约 5% 的患者可发生大出血，表现为呕血和（或）黑便，偶为首发症状。

2. 幽门或贲门梗阻

此症取决于胃癌发生的部位。

3. 穿孔

此症比良性溃疡少见，多发生于幽门前区的溃疡型癌。

（八）治疗

根据病人的机体状况，肿瘤的病理类型、侵犯范围（病期）和发展趋向，有计划地、合理地应用现有的治疗手段，以期最大幅度地根治、控制肿瘤和提高治愈率，改善病人的生活质量。

胃癌的治疗主要分为手术治疗、放射治疗、化学治疗及中医治疗。

1. 手术治疗

手术切除是胃癌的主要治疗手段，也是目前能治愈胃癌的唯一方法。外科手术的病灶完整切除及胃断端5厘米切缘，远侧部癌应切除十二指肠第一段3～4厘米，近侧部癌应切除食管下端3～4厘米，此方案已被大多数学者认可。现常以D表示淋巴结清除范围，如D1手术指清除至第1站淋巴结，如果达不到第一站淋巴结清除的要求则为D0手术，D2手术指第2站淋巴结完全清除。

对于远端胃癌，次全胃切除较全胃切除并发症少；对于近端胃癌，较早期的肿瘤可考虑行近端胃大部切除术；多数进展期近端胃癌宜施行全胃切除。

减状手术和姑息性切除的主要目的为：减状，如解决肿瘤引起的梗阻、出血、穿孔等；减瘤，如将肉眼可见肿瘤尽可能切除，减少肿瘤负荷，便于术后进一步治疗（如放疗、化疗等）；对晚期胃癌患者进行治疗的目的是改善其生活质量。

手术治疗模式（适应证）：

（1）可切除的肿瘤：①T1～T3肿瘤应切除足够的胃，并保证显微镜下切缘阴性（一般距肿瘤边缘≥5厘米）；②T4肿瘤需将累及组织整块切除；③胃切除术需包括区域淋巴结清扫术（D），推荐D2手术，切除至少15个或以上淋巴结；④常规或预防性脾切除并无必要，当脾脏或脾门受累时可考虑行脾切除术；⑤对部分病人可考虑放置空肠营养管（尤其是推荐术后进行放、化疗者）。

（2）无法切除的肿瘤（姑息治疗）：①若无症状则不进行姑

息性胃切除术；②不需要淋巴结清扫；③短路手术有助于缓解梗阻症状；④造口术和（或）放置空肠营养管。

无法手术治愈的标准：影像学证实或高度怀疑或活检证实 N3 以上淋巴结转移，肿瘤侵犯或包绕大血管，远处转移或腹膜种植，腹水细胞学检查呈阳性。

手术禁忌证：全身状况恶化无法耐受手术；局部浸润过于广泛无法切除；有远处转移的确切证据，包括多发淋巴结转移、腹膜广泛播散和肝脏多灶性转移等；心、肺、肝、肾等重要脏器功能有明显缺陷，严重的低蛋白血症和贫血、营养不良无法耐受手术者。

2. 放射治疗

放射治疗主要用于可手术胃癌术后辅助治疗，不可手术的局部晚期胃癌的综合治疗，以及晚期转移性胃癌的姑息减症治疗。

放射治疗原则：无论胃癌术前或术后放疗，均建议采用顺铂联合（不联合）5- 氟尿嘧啶及其类似物为基础的同步放、化疗。

胃癌 D0 ~ D1 根治性切除术后病理分期为 T3、T4 或 N+ 但无远处转移的病例应给予术后同步放、化疗，标准 D2 根治术后病理分期为 T3、T4 或区域淋巴结转移较多的建议行术后同步放、化疗。

对非根治性切除局部有肿瘤残存病例，只要没有远处转移，均应考虑给予术后局部区域同步放、化疗。

对无远处转移的局部晚期病例不可手术切除胃癌。如果病人一般情况允许，到具备相应资质的医院给予同步放、化疗，期望取得可手术切除的机会或长期控制的机会。

对术后局部复发病例，如果无法再次手术，之前未曾行放疗，病人身体状况允许，可考虑同步放、化疗。放、化疗后 4 ~ 6 周评价疗效，期望争取再次手术切除，如无法手术建议局部提高剂量放疗并配合辅助化疗。

不可手术的晚期胃癌病人出现呕血、便血、吞咽不顺、腹痛、骨或其他部位转移灶引起疼痛，严重影响病人生活质量时，如果病人身体状况允许，通过同步放、化疗或单纯放疗可起到很好的姑息减症作用。

对需要术后辅助放疗的病人，在放疗前应要求其肝肾功能和血象基本恢复正常。

重要器官保护：采用常规放疗技术或适形与调强放疗技术时，应注意对胃周围脏器特别是肠道、肾脏和脊髓的保护，以免产生严重的放射性损伤。

3. 化学治疗

胃癌化疗分为新辅助化疗、术后辅助化疗和姑息性化疗。对于根治术后病理分期为Ⅱ期和Ⅳ期的患者，建议术后采用顺铂和5-氟尿嘧啶为主的方案行辅助化疗。对于术后复发或局部晚期不可切除或转移性胃癌患者，宜采用以全身姑息性化疗为主的综合治疗。

（1）化学治疗原则：掌握临床适应证，强调治疗方案的规范化和个体化。所选方案及使用药物可参照规范，并根据当地医院具体医疗条件实施。

（2）常用药物和方案：治疗胃癌常用的化疗药物有5-氟尿嘧啶、卡培他滨、替吉奥、顺铂、依托泊苷、阿霉素、表阿霉素、紫杉醇、多西他赛、奥沙利铂、伊立替康等。常用化疗方案包括CF方案（顺铂/5-氟尿嘧啶）、ECF方案（表阿霉素/顺铂/5-氟尿嘧啶）及其改良方案（卡培他滨代替5-氟尿嘧啶）、XP方案（卡培他滨/顺铂）、SP方案（替吉奥/顺铂）。

4. 中医治疗

胃癌的发病率在我国居于各种恶性肿瘤之首，且近年来其发病率呈逐渐上升的趋势。在胃癌的治疗方法上，目前越来越重视综合治疗，以发挥各种疗法的综合优势。在胃癌的综合治疗中，中医中药治疗占据了不可忽视的地位。中医药在胃癌的不同发展阶段，对于缓解患者症状、延缓病情发展、改善患者生活质量等方面，皆发挥了很重要的作用。本病常因肝郁犯胃、痰湿结聚、气滞血瘀、脾肾亏虚所致，与肝、脾、肾功能失调密切相关，应根据辨证采用疏肝和胃、化痰散结、行气活血、补益脾肾等法。治疗时须注意兼顾疏肝理气和健脾益气。

（九）预后

胃癌根除术后 5 年生存率取决于胃壁受侵深度、淋巴结受累范围和肿瘤生长方式。早期胃癌预后佳，术后 5 年生存率可达 90%～95%；侵及肌层者，术后 5 年生存率为 50%～60%；深达黏膜或黏膜外者预后不良，术后 5 年生存率小于 20%；已有远处转移的病例，5 年生存率几乎为零。

（十）预防

幽门螺杆菌感染无疑在大多数胃癌患者的发病中起重要作用。根除幽门螺杆菌可在很大程度上预防胃癌，最佳根除时间为胃黏膜萎缩、肠化发生前。已有萎缩、肠化者，单纯根除幽门螺杆菌似乎不足以预防胃癌，补充抗氧化剂可提高预防效果。尽管亚太地区已有在胃癌高发区行幽门螺杆菌感染普查和治疗的倡议，但幽门螺杆菌感染率如此之高，其实施还应做进一步可行性评估。现国内外共识明确的与预防胃癌有关的根除幽门螺杆菌对象为：有胃癌家族史者，早期胃癌术后者，有消化不良症状或有胃黏膜萎缩、肠化或糜烂的慢性胃炎者，有胃溃疡者。

对于流行病学调查揭示的一些与胃癌发病相关的危险因素，患者应尽量避免。多吃新鲜蔬菜、水果，适当补充抗氧化剂，可减少胃内亚硝基化合物形成，绿茶、大蒜等可能有一定保护作用。应该对有癌前变化的患者进行积极的治疗和随访，在高发区建立胃癌防治网，培训内镜医师，放宽内镜检查指征，如条件允许，可在一些地区开展高危人群的普查。

二、临证诊疗禁忌

（一）化疗、放疗时的临证诊疗禁忌及建议

1. 化疗时的临证诊疗禁忌及建议

化疗常常使患者产生恶心、呕吐、食欲不振、腹胀、腹泻等消化道症状。为保证化疗顺利进行，应处理好饮食与化疗药物作用高峰时间的关系，避免在药物作用的高峰期进食。例如采用静脉给药，最好在空腹时进行，因空腹可使恶心和呕吐症状减轻，如采用口服给药，以饭后服用为好，因为药物经 2～3 小时可被吸收入血液，其浓度达到最高时，即使有消化道反应，也会因为空腹状态而减轻。

在化疗期间，患者的进餐次数要比平时多一些，食物的性状要稀软易消化，含有丰富的蛋白质、维生素和充足的热能。即使有呕吐症状，也要坚持进食，必要时可通过输液补充能量。化疗期间的饮食调理主要是帮助患者增进食欲、减少呕吐、促进造血功能的恢复、改善肝肾功能等。对于增进食欲、减少呕吐，属脾胃虚寒者可选食生姜、大枣、芥菜、胡椒、香菜、茭白、洋葱、菜心、乳鸽、羊肉等，属阴虚内热者可选食冬瓜、白瓜、白扁豆、赤小豆、绿豆、枸杞菜、芹菜、苋菜、莲子等；恢复造血功能者可选食牛奶、鸡蛋、猪肝、乌鸡、红枣、黑木耳、核桃、黑芝麻、海参、发菜等；改善肝肾功能者可选用具有清肝、柔肝功效的食物，如枸杞菜、牛奶、胡萝卜、莲子、薏苡仁、山药、山楂、苦瓜、冬瓜、香蕉、西瓜、石榴等。

2. 放疗时的临证诊疗禁忌及建议

放疗时可出现恶心、食欲下降，高峰时可有呕吐，放疗后期可出现腹痛及腹泻、血象下降、免疫功能下降等，这时必须给予充足的营养特别是丰富的维生素，以补气生血。属阴虚者宜清补，

常用食品有山药、桂圆、莲子、木耳、香菇、百合、冰糖、藕、豆腐、蜂蜜、绿豆、鸭肉、甲鱼、蚌肉、牛奶、薏苡仁、大枣、糯米等。饮食应与体质相应。平素丰腴者不宜进肥腻食物,应多进清淡食物;体瘦病人不宜食香燥食物,应多食滋阴生津的食物。无论何种体质,平日均应多食蔬菜水果、蘑菇类食物、豆类食物、含硒和钼等微量元素丰富的食物、含大蒜素丰富的食物如大蒜、葱等,不吃霉变、熏制、腌制食物。

放疗可能会引起一些组织器官损伤,如口腔、食管、肺部的放射性炎症,出现口干、舌燥、食纳减少、大便干结等症状。因此,在饮食调理上宜以养阴、生津、益气为主,辅以清热解毒的有关食物,如冬瓜、生菜、菜心、莲藕、苦瓜及新鲜肉类,不宜食用油炸、烧烤和煎炒食品,少用或不用辛辣刺激调味品。

（二）饮食上的临证诊疗禁忌

1.饮食调理对营养支持、功能恢复和体质增强的意义

所谓"得谷者昌,失谷者亡"。要学会科学地"吃",并非易事。饮食不节、饥饱失调足以伤人,一方面,"谷不入半日则气衰,一日则气少矣",而另一方面,"饮食自倍,肠胃乃伤"。中医学认为,酸、苦、甘、辛、咸五味可以养人,但偏嗜可以伤人。通俗地讲,"杂吃"比"挑剔地吃"好得多。不少癌症患者经常问医生:"我多吃些什么食物好?"其实"多吃"与"少吃"都是有度的。从一定意义上讲,不要强迫自己多吃些什么或少吃些什么,而应该是五谷杂粮多样搭配,蔬菜水果注意摄取,素食荤食适度调整并强调素食的选择,使饮食"活泼多样"。

（1）忌熏烤、腌制、霉变食品:食品在熏烤过程中会产生大量的多环芳烃化合物,其中含有强致癌物质,可渗透至整个食品。熏烤过程中,蛋白质在高温下,尤其在食物被烤焦时会分解产生致癌的成分。吃霉变食物可致胃癌,研究发现胃癌高发区的粮食与食品受霉菌污染严重,甚至在一些胃癌患者的胃液中也检出霉

菌及其毒素。

（2）忌饮水及粮食中硝酸盐、亚硝酸盐含量偏高。因硝酸盐、亚硝酸盐在人的胃中可能与胺类结合，形成亚硝胺，这是很强的致癌物质。

（3）忌酗酒。酗酒可损伤胃黏膜，引起慢性胃炎。酒精可促进致癌物质的吸收，损害和减弱肝的解毒功能，降低人体解毒功能和生物转化功能，使免疫力下降。酒在机体内增加致癌物活性，并且具有细胞毒性，故不应大量饮酒。

在这里就不得不提一下，现代人对饮食调理存在的误区。

饮食调理所存在的误区一方面是严格控制进食量，以"饿死"癌细胞。持这种观点的人认为，癌细胞摄取营养的能力比正常细胞强得多，如果患者吃得多、营养好，首先会营养癌细胞，因而不主动加强营养。这是错误的，因为癌细胞增殖速度快，它急剧地消耗人体的营养，导致人体营养不足，抗癌能力下降，使得癌细胞进一步发展、扩散。另一方面认为癌症是"富贵病"，要大吃大补。虽然癌症患者需要营养，但是由于癌症在侵蚀人体过程中，严重破坏了人体各个器官的功能，使患者的味觉减退，食欲下降，致使营养吸收、代谢发生障碍。这时如果一味地给患者进食海参等不易消化的大补食物，不但不能被消化吸收，还会加重胃肠消化吸收功能的负担，进一步加重厌食症状。再一方面是重食轻饮。患者和家属常常重视吃什么、怎样吃，而对饮水方面的调理则有所疏忽。事实上，癌症破坏人体水和电解质的平衡十分严重，而水的平衡是人体赖以生存的必不可少的条件，因此在防治和康复过程中，有必要注意患者饮水的正确调理。

2. 正确进行饮食调理

正确进行饮食调理的基本要求是：总热量要够，营养要均衡，饮食结构要合理，烹调方法和进食方法要讲究。

（1）总热量：癌症患者每日从食物中摄入的总热量一般尽

可能争取不低于正常人的最低要求，即每日 10 千焦以上。因为癌症患者体内蛋白质分解快，合成代谢功能减低，营养处于入不敷出的负氮平衡状态，故对蛋白质的需求量要增加。一般每日摄入蛋白质量应达到每千克体重 1.5 克左右，而且应以优质蛋白为主，可食用富含优质蛋白的食物如鸡蛋、牛奶、肉类、豆制品等。

（2）营养要相对平衡：根据患者身体情况的需要，各营养素要相对适量、齐全，除应保证充足优质的蛋白质摄入外，一般应以低脂肪、适量碳水化合物为主。注意补充维生素、无机盐、纤维素等，这些物质可从新鲜蔬菜和水果中获得。

（3）食谱结构要合理：癌症患者食谱切不可简单和单一，应该是品种多、花样新、结构合理。在制作食谱时，要尽可能做到清淡和高营养、优质量相结合，质软易消化和富含维生素相结合，新鲜和食物寒热温平味相结合，供应总量和患者脏腑寒热虚实证相结合。最好在医生的指导下进行。

（4）烹调方法和进食方法要讲究，设法增进患者食欲。在食物的选择、制作、烹调上，应创造食物良好的感观性状，在色、香、味、形上下功夫，尽可能地适合和满足患者的口味爱好和习惯。还要根据患者的消化能力，采取少量多餐，粗细搭配，流质、软食与硬食交替，甜咸互换等形式进餐。要在愉悦的气氛中进餐，尽量与亲属同进食。吃饭前，尽量避免油烟味等不良刺激。在患者放、化疗间歇期，抓紧食欲好转的有利时机补充营养。

所谓"忌口"问题，经常受到患者和家属的注意。由于中医有"膏粱之变，足生大疔"之说，故癌症患者应适当注意多食清淡易消化之品，少食油腻肥厚烹炸之物，要根据自身的具体情况灵活对待，以不偏嗜为要。过分强调忌口，不利于营养支持。

（三）服药期间的临证诊疗禁忌

患者在服药期间应适当忌口。如服维生素 C 就不宜吃虾，因为维生素 C 能使虾肉中的五价砷还原为三氧化二砷，后者对人体有很大的毒性。中医也不是盲目地、不加区分地忌口，而是适当地忌口。一般认为，在癌症的早中期，病伤津劫阴，多属阴虚内热，故在饮食调理上应忌辛温燥热属性的食品，滞腻食品也主张少吃；在癌症的中晚期多为虚证、寒证，饮食上主张食用温补脾胃、益气生血的食品，而性属寒凉的食品则应少吃或不吃。在不同的病种上，忌口也有所不同，胃癌病人应忌食辛燥食品如桂皮、芥末、辣椒等。鸡蛋、鸡肉、牛奶、鲤鱼等可以吃，虾、蟹因易过敏则应慎重。

饮食推荐：

应以新鲜、易消化，富含优质蛋白质、维生素、矿物质的食物为主，新鲜蔬菜、水果宜每餐必备。

多吃有一定防癌、抗癌作用的食物，如菜花、卷心菜、西兰花、芦笋、豆类、蘑菇类等。

宜选用具有软坚散结作用的食物，如海蜇、紫菜、淡菜、海参、鲍鱼、墨鱼、海带、赤豆、萝卜、荠菜、荸荠、香菇等。但此类食品性滞腻，易伤脾胃，纳差和发热时要少吃。

不同体质宜选用不同食物。脾胃虚弱、中气不足者可食用乳鸽、鹌鹑、鸡蛋、大枣、桂圆、生姜、大蒜、鲜菇等，肝肾阴虚者可食用乌鸡肉、猪腰子、黑豆、黑芝麻、核桃等，血虚者可食用猪肝、菠菜、豆制品等。

不同病种宜选用不同食物。胃癌证属脾胃湿热者可食用薏苡仁、莲子、豇豆、大枣、青鱼等，脾胃虚寒者可用羊肉、龙眼肉、干姜等，上腹饱胀消化不良时可食用鸡肫、生姜、枇杷、佛手等。食管癌患者可选用牛奶、韭菜汁、蘸菜等。

（四）调理饮水

水是人体的重要组成部分，新生儿全身含水量占体重的75%，成人占 60%。水是调节人体各种生理活动的重要物质基础，各种营养素的消化吸收、代谢都需要水。一般成人每天摄入和排出的水量维持在 2 600 毫升左右。如果失水超过体重的 2%，就会口渴；失水超过 10% 就会导致体内代谢紊乱、水盐平衡失调；失水超过 20% 就可致死。癌症患者常常会出现严重的水和电解质紊乱，每日饮水应不少于 1 500 毫升。发热、腹泻或出汗多时要适当增加并补充食盐；心肾功能不全，有腹水、水肿者应控制水和盐的摄入量。

（五）忌过劳过逸

癌症患者在治疗和康复中应做到"起居有常，不妄作劳"，要慎起居、适气候、避邪气。一要注意动静结合、劳逸适度。动要多样，包括体育锻炼、气功、太极拳、舞蹈等；静要"调神"，既要注意过劳则气耗，又要警惕过逸则气壅。二要注意循序渐进，不宜操之过急，要懂得欲速则不达。三要注意持之以恒，特别值得一提的是，当身体出现某些不适或病情有反复迹象时，应及时请医生诊疗或检查，不能盲目迷信锻炼。四要注意与情志调整相结合，把"练身"和"练心"有机地结合起来。

（六）忌抑郁、焦虑、烦躁等一切不良情绪

相关数据表明，很多癌症并非不治之症。经过积极治疗，有的患者可能一辈子都与肿瘤共同生活也相安无事，只要按时复查，坚持"扶正"治疗，还是可以如健康人一样享受生活。因此在正确认识癌症的产生与治疗后，癌症病人及家属要做好长期与疾病作战的准备，共同培养乐观、正确的生活态度，树立积极、必胜的信念，营造一个轻松、快乐的生活环境。

中医学认为，突然强烈的精神刺激或反复持久的情志错乱，可使人体因脏腑功能损伤、气机逆乱、气血阴阳失调而发病。医学心理学家的许多调查研究也证实了精神因素与恶性肿瘤的密切关系。有人指出，影响癌症发生的重大生活事件一般先于癌症起病前 6 ~ 8 个月，而忧郁、失望、悲哀可能是癌症的先兆。已有的研究还发现，死亡、离别的悲哀、忧郁和焦虑，在癌症发病前

的 1 年左右就可以见到。

临床上，许多患者得知自己患上癌症时，会表现出恐惧、焦虑、孤独、抑郁、愤怒与仇视等各种不良的情绪。有一种"想象疗法"，可以在医生指导下自我进行。病人把某一种观念暗示给自己，如想象自己如何战胜了癌症、已经战胜了癌症等，这样有可能使体内的免疫功能得到改善。

平时，患者还应努力在生活中择其乐而从之，迁其忧而弃之。不要因患上癌症带来的诸多变化而怨天尤人、厌世悲观，而应该努力培养恬淡虚无的生活态度，避免过度的情绪变化和精神刺激，做到开朗乐观、宽宏大度，遇事泰然处之，使自己有良好的应对能力。心态如何，与治疗效果绝对是关系重大的。

所以，在对待癌症这样的顽固慢性病时，患者需要有平和的心态，医生也应该努力为病人制订全程治疗方案，并将治疗的过程告诉患者，使患者获得最大的自信心。战胜病魔需要的是时间、智慧及信念，还有各方的通力合作。

癌症患者其实是整个治疗过程中的主导者。如若把治疗癌症的过程看作是一次漫长而艰苦的战役，医生只是参谋长和（或）作战部长，主要提供行军打仗的战略战术等谋略，并执行战斗命令；患者家属是政委，协助司令共同定夺进退大权；而患者本人才是统率全军的总司令，掌管操控生死的兵权，选取参谋长的方案，根据自己部队的实际情况，确定具体的作战方案，并且指挥作战。患者不要因为某些症状始终得不到缓解而丧失信心，而应在医生（参谋长和 / 或作战部长）的帮助下，统观全局，明白"抗战"过程中可能出现的关卡、出现的变化，采取各种预防和应对措施。

这种现代的治疗模式，让患者自己参与到疾病的治疗过程中并担负责任，提高他们对自身疾病的认识，加强参与感，真正做到对自己的生命负责，让他们的情绪由低迷、消极、急躁转变为主动、积极、不急不躁。同时也加强了医患之间的沟通，增进了相互理解与合作。

（七）忌"乱投医"

很多病人一旦患上癌症，病人和家属就自然而然地将所有的事情都拱手交给了医生，把医生当成"神仙"。他们对自己的病情、以往的治疗过程、检查结果都不太了解，认为这些都只是医生们的事，只需告诉他们怎样服药、怎样治疗、生命还剩多久即可，其实这样难以与医生进行深入的交流。患者应在治疗过程中，始终保持主导地位，担当起总司令的职责，选择并引导医生为自己看病。这就是历来所谓"求医"的真谛。

患者每一次就医时，都要抓住就诊的重点，向医生描述自己当前最为困扰的症状、最需要解决的问题、想要达到的疾病治疗期望值、经济上可以投入于治疗的预算、希望在哪里进行治疗等等。初诊的病人还可以选择时间相对宽裕的特需门诊就医，虽然挂号的价格稍贵，但还是物超所值得多。特需门诊让你有充分的时间认识了解自身疾病，并与医生探讨最佳的、最适合自己的治疗途径。像癌症这样的慢性病，需要的是时间，需要的是医患之间的相互磨合与了解，需要的是病人的毅力与忍耐，当然还需要必要的经济支持。

患了癌症，"病急乱投医"的心理自然在所难免，而许多不良商家正是抓住了患者的这种心理，受保健品市场巨大利润的驱使，利用漫天的虚假广告，蒙住消费者的双眼，欺骗癌症患者。要知道，药品与保健品最主要的区别在于其中各种成分的剂量以及使用方法。癌症患者往往在保健品广告中看到与药品一样的成分，就误将保健品当作药品服用，以期商家承诺的奇效出现。最终，癌症患者不但受到了经济上的损失，还因此耽误了病情，得不偿失。癌症患者应该相信医院，相信正规的治疗。对治疗癌症目前没有特效药，这个世界也没有万能药，只有接受专业的治疗，才有好转的机会。

（八）忌滥"补"

癌症患者在康复治疗中，常常涉及"补"的问题。这一方面是因为不少患者确实不同程度存在着"虚"；另一方面，不少补药有调节免疫力的作用，通过扶正可以抑癌。因此，导致补法的运用比较广泛。

癌症患者需要注意的是不能滥补。有些患者一到秋冬季节，就要求医生为其进补，甚至自己"偷偷"地补，最后反而加重了病情。这就违反了中医理论中的相关原则，补后使邪气留恋体内不出。在癌症治疗与康复中，如何科学、正确地使用补药以增强患者的体质，以助其顺利地攻克癌症，是医患双方都应重视的问题。

三、术后护理

（一）护理

心理护理：保持乐观、自信、愉快的心境。

自身疗养：量力而行地进行户外活动和体育锻炼，如散步、打太极拳、打网球、旅游等，多看文艺节目，广交朋友。

饮食护理：饮食应逐渐过渡，从稀到稠，从量少到量多，从低热量到高热量。患者应养成良好的饮食习惯，定时定量进餐，坚持少食多餐，以每天5～6餐为宜；主食与配菜应选软烂且易于消化的食物，每顿少吃一点，以适应胃容量小的特点，千万不可暴饮暴食，同时应注意饮食卫生。胃癌术后的食物选择应从流质食物开始（如米汁、蛋花汤、藕粉、牛奶、蛋羹等），到半流质食物（如稀饭、馄饨、面片、面条等），最后过渡到普通饮食。一般术后2周进半流食，术后半年可恢复普通饮食。

患者可以有选择地补充营养素：应适当控制糖类摄入量，糖类所供能量应占总热量的 50% ~ 60%，避免摄入甜食，应以淀粉类食物为主。脂肪所供能量不超过总能量的 35%，应避免食用畜肉脂肪，选择易消化吸收的脂肪，如植物油、奶油、蛋黄等。少数患者术后若发生脂肪痢（指腹泻时便出大量脂肪颗粒），应减少脂肪摄入量。应补充高蛋白饮食，选择易消化、必需氨基酸种类齐全的食物，如鸡蛋、鱼、虾、瘦肉、豆制品等。蛋白质所供能量占总能量的 15% ~ 20%，或按每千克体重 1.0 ~ 2.0 克的标准给予（如一个体重 70 千克的人，每天可摄入蛋白质 70 ~ 140 克）。提高维生素和矿物质的获取量，适当选用动物肝脏、新鲜蔬菜等，以此提高各种维生素、矿物质的获取量。需要注意的是，胃癌术后，患者易发生缺铁性贫血，因此可适当食用瘦肉、鱼、动物血、动物肝、蛋黄、豆制品，以及大枣、绿叶菜、芝麻酱等富含蛋白质与铁质的食品，防止贫血。在进食方式上应细嚼慢咽，促进消化。患者手术后，胃的研磨功能降低，所以牙齿的咀嚼功能应扮演更重要的角色，对于较粗糙、不易消化的食物，更应细嚼慢咽。如要进食汤类或饮料，应注意干稀分开，并尽量在餐前或餐后 30 分钟进食汤类，以预防食物过快排出影响消化吸收。进食时可采取半卧位，或进餐后侧卧位休息，以延长食物的排空时间，使其完全消化吸收。

（二）术后饮食临证诊疗禁忌

由于患者术后胃的生理功能减弱，要特别注意饮食禁忌。

（1）平时应忌食生冷、粗硬和过热食物。

（2）忌吃辛辣刺激性的调味品，如胡椒、芥末等。

（3）严禁饮烈性酒、浓茶、高浓度饮料等。

（4）避免过油及过于粗糙的食物，如炸鸡、炸鱼、油条等油炸食品。

（5）食物质地应细软易消化，不宜食用粗杂粮、干豆、坚果、粗纤维含量多的蔬菜（笋、芹菜等）、辛辣刺激以及产气食物（如蒜苗、韭菜、白薯等）。这些食物并不是完全不可以吃，只是需要考虑摄入量和个人对这些食物的承受能力。

中医认为，饮食应以收口生肌、气血双补、增进食欲为原则。食物可选用鸡蛋、牛奶、鲜瘦肉、鲜水果蔬菜（如胡萝卜、西红柿、菠菜、洋葱等），可饮用北芪瘦肉汤、西洋参瘦肉汤、当归生姜羊肉汤等。如需补肾养脑、安神健智，食物可选用牛奶、鸡蛋、西红柿、芦笋、胡萝卜、桑葚等，可饮用桂圆乌鸡汤、枸杞猪脑汤、鱼头豆腐汤等；如需软坚散结、活血化瘀，食物可选用海参、海蜇、海带、甲鱼、鲍鱼等；如需宽胸利膈、补益气血，食物可选用猪肺鱼腥草汤、洋参瘦肉汤、芦笋鸡丝粥、白木耳莲子汤；如需调理脾胃、柔肝养血，食物可选用生姜、大枣、佛手、猪肝、香菇、大蒜等。以上几点是胃癌手术患者术后饮食调养的基本原则，其他方面也不用太过禁忌。患者出院后，正餐可恢复与家人一起进食，进食量一般以自己的感觉为主，若有饱腹感、腹胀等情形，则应停止进食。

参考文献：

[1] 中华人民共和国国家卫生和计划生育委员会.胃癌规范化诊疗指南（试行）[R].2013-04-23.

[2] 中华医学会.临床诊疗指南：消化系统疾病分册[M].北京：人民卫生出版社，2005.

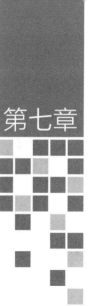

第七章

炎症性肠病

一、溃疡性结肠炎

郭某，男，43岁。病人4年前开始，经常出现腹泻症状，同时伴腹痛，不敢吃冷食、辣食，否则容易发作，1年前查肠镜，发现降结肠有充血水肿，多处溃疡，当时即被诊断为溃疡性结肠炎。近1个月因过度劳累，病情较之前加重，自行服用药物，未见好转。现患者面色不华，乏力易汗，气短懒言，食少，食欲缺乏，里急后重，大便日泻4～5次，质稀夹有黏液，舌淡苔略黄腻，脉濡。

患者很是想不明白，为什么食用冷食、辣食，或者是劳累就会导致溃疡性结肠炎的复发呢？下面我们先了解一下什么是溃疡性结肠炎。

（一）什么是溃疡性结肠炎

溃疡性结肠炎是一种局限于结肠黏膜及黏膜下层的疾病。病变多位于乙状结肠和直肠，也可延伸至降结肠，甚至整个结肠。病程漫长，常反复发作。溃疡性结肠炎是原因不明的大肠黏膜的慢性炎症和溃疡性病变，临床以腹泻、黏液脓血便、腹痛、里急后重为特征。本病属于中医学的泄泻、痢疾范畴，其中慢性复发型又属中医学的休息痢范畴，慢性持续型属中医学的久痢范畴。

（二）临床表现

最常发生于青壮年期，根据我国统计资料，其发病高峰年龄为 20 ～ 49 岁，男女性别差异不大。其临床表现为持续或反复发作的腹泻、黏液脓血便伴腹痛、里急后重和不同程度的全身症状，其中黏液脓血便是溃疡性结肠炎的最常见症状。其病程多在 4 ～ 6周以上，超过 6 周的腹泻可与多数感染性肠炎相鉴别。

肠外表现：包括皮肤黏膜表现（如口腔溃疡、结节性红斑和坏疽性脓皮病）、关节损害（如外周关节炎、脊柱关节炎等）、眼部病变（如虹膜炎、巩膜炎、葡萄膜炎等）、肝胆疾病（如脂肪肝、原发性硬化性胆管炎、胆石症等）、血栓栓塞性疾病等。

（三）诊断

溃疡性结肠炎缺乏诊断的金标准，主要结合临床表现、内镜检查和病理组织学检查进行综合分析，在排除感染性和其他非感染性结肠炎的基础上做出诊断。

1. 肠镜检查

肠镜检查并活检是溃疡性结肠炎的主要诊断依据。溃疡性结肠炎病变多从直肠开始，呈连续性、弥漫性分布，表现为：黏膜血管纹理模糊、紊乱或消失，黏膜充血、水肿、质脆，自发或接触性出血和脓性分泌物附着，亦常见黏膜粗糙、呈细颗粒状；病变明显处可见弥漫性、多发性糜烂或溃疡；可见结肠袋变浅、变钝或消失，以及假息肉、黏膜桥等。另外，内镜下黏膜染色技术能提高内镜对黏膜病变的识别能力，结合放大内镜技术，通过对黏膜微细结构的观察和病变特征的判别，有助于溃疡性结肠炎的诊断，有条件的单位可开展。

2. 黏膜活检组织学检查

建议进行多段多点活检。不同阶段组织学可见以下主要改变。

活动期：固有膜内弥漫性急性或慢性炎症细胞浸润，包括中性粒细胞、淋巴细胞、浆细胞和嗜酸性粒细胞等，尤其是上皮细胞间中性粒细胞浸润及隐窝炎，乃至形成隐窝脓肿；隐窝结构改变，如隐窝大小、形态不规则，排列紊乱，杯状细胞减少等；可见黏膜表面糜烂、浅溃疡形成和肉芽组织增生。

缓解期：黏膜糜烂或溃疡愈合；固有膜内中性粒细胞浸润减少或消失，慢性炎症细胞浸润减少；隐窝结构改变可加重，如隐窝减少、萎缩，可见潘氏细胞化生。

溃疡性结肠炎检标本的病理诊断：活检病变符合上述活动期或缓解期改变，结合临床检查，可报告符合溃疡性结肠炎。报告上宜注明为活动期或缓解期。如有隐窝上皮异型增生（上皮内瘤变）或癌变，也应予以注明。

3. 其他检查

结肠镜检查可以取代钡剂灌肠检查。无条件行结肠镜检查的单位可行钡剂灌肠检查。检查所见的主要改变为：黏膜粗乱和（或）颗粒样改变；肠管边缘呈锯齿状或毛刺样，肠壁有多发性小充盈缺损；肠管短缩，袋囊消失呈铅管样。

4. 常规实验室检查

粪便常规检查和培养不少于 3 次，根据流行病学特点，为排除阿米巴肠病、血吸虫病等疾病应做相关检查。常规检查包括血常规、血清白蛋白、电解质、血沉、C 反应蛋白等。有条件的单位可行粪便钙卫蛋白和血清乳铁蛋白等检查作为辅助指标。

（四）分型

临床类型：分为初发型、慢性复发型、慢性持续型和暴发型。初发型指无既往病史而首次发作；慢性复发型症状相对较轻，治疗后常有长短不等的缓解期与发作期交替发生；慢性持续型为再次发作后常持续有轻重不等的症状，在数周、周月、数年间可有急性发作；暴发型指症状严重，血便每日 10 次以上，伴全身中毒症状，可伴中毒性巨结肠、肠穿孔、脓毒血症等并发症。除暴发型外，各型可相互转化。

严重程度：分为轻度、中度和重度。轻度者每日腹泻4次以下，便血轻或无，无发热、脉搏加快或贫血现象，红细胞沉降率正常；中度者介于轻度和重度者之间；重度者每日腹泻6次以上，伴明显黏液血便，体温 >37.5℃，脉搏 >90次 / 分，血红蛋白 <100克 / 升，红细胞沉降率 >30毫米 / 时。

病情分期：分为活动期和缓解期，分期标准参见下表之表注。顽固性（难治性）溃疡性结肠炎指诱导或维持缓解治疗失败，通常为糖皮质激素抵抗或依赖的病例。前者指在足量应用泼尼松4周后仍不缓解，后者为将泼尼松在减量至每天10毫克而无法控制发作或停药后3个月内复发者。

病变范围：分为直肠、直乙状结肠、左半结肠（结肠脾曲以下）、广泛结肠（病变扩展至脾曲以上）或全结肠。肠外表现和并发症：肠外可有关节、皮肤、眼部、肝胆等系统受累，并发症可有大出血、穿孔、中毒性巨结肠和癌变等。

溃疡性结肠炎主要症状及肠黏膜病变活动指数

项目	评分			
	0	1	2	3
腹泻	无	每日1～2次	每日3～4次	每日5次
脓血便	无	少许	明显	以血为主
黏膜表现	正常	轻度易脆	中度易脆	重度易脆伴渗出
医师病情评估	正常	轻度	中度	重度

注：总分 <2分为症状缓解；3～5分为轻度活动；6～10分为中度活动；11～12分为重度活动。

（五）治疗

1. 治疗原则

需根据分级、分期、分段的不同而制定。分级治疗指按疾病的严重程度采用不同的药物和不同的治疗方法；分期治疗指按疾病的活动期和缓解期分别对症治疗，活动期以控制炎症及缓解症状为主要目标，缓解期应继续维持缓解以预防复发；分段治疗指确定病变范围以选择不同给药方法，对远段结肠炎患者可采用局部治疗，对广泛性结肠炎患者或有肠外症状者以系统性治疗为主。其临床治疗方法包括病因治疗与对症治疗相结合、整体治疗与肠道局部治疗相结合、西医药治疗与中医药治疗相结合。

2. 中医给予辨证治疗

大肠湿热证。治法：清热燥湿，调气行血。方药：芍药汤加减。

脾气虚弱证。治法：健脾益气，化湿止泻。方药：参苓白术散加减。

脾肾阳虚证。治法：温阳祛寒，健脾补肾。方药：附子理中汤加减。

肝郁脾虚证。治法：疏肝理气，补脾健运。方药：痛泻要方加减。

寒热错杂证。治法：温阳健脾，清热燥湿。方药：乌梅丸加减。

热毒炽盛证。治法：清热解毒，凉血止痢。方药：白头翁汤加减。

3. 中西医结合治疗要点

对轻、中度溃疡性结肠炎患者可应用中医辨证或中药专方制剂进行治疗，或口服柳氮磺胺吡啶或 5- 氨基水杨酸制剂，若无效可中西药物联合应用，对远段结肠炎患者可结合直肠局部给药治疗。以上治疗方法无效时可考虑口服泼尼松治疗。

对难治性溃疡性结肠炎患者（激素依赖或激素抵抗）宜在早期采用中西医结合内科综合治疗方案，必要时选用嘌呤类药物、甲氨蝶呤等免疫抑制剂，或选择英夫利西单抗静脉滴注。

对重度溃疡性结肠炎患者建议采用中西医结合的治疗方法。如果患者对口服泼尼松、氨基水杨酸类药物治疗或局部治疗无效，或出现高热、脉细数等全身中毒症状，应采用糖皮质激素静脉输注治疗 7 ~ 10 日。如无效，则应考虑进行环孢素或英夫利西单抗静脉滴注治疗，必要时转外科进行手术治疗。

维持治疗：当溃疡性结肠炎急性发作得到控制后，宜对患者选用中药维持治疗，亦可配合小剂量的氨基水杨酸类制剂。

4. 西医药治疗

对轻度溃疡性结肠炎患者，可选用柳氮磺胺吡啶，每次 0.75 ～ 1 克，每日 3 ～ 4 次，口服（应同时补充叶酸）；或用相当剂量的 5- 氨基水杨酸制剂。对病变分布于远段结肠者，可酌情使用柳氮磺胺吡啶或 5- 氨基水杨酸栓剂，每次 0.5 ～ 1 克，每日 2 次；也可用 5- 氨基水杨酸灌肠液 1 ～ 2 克，或泼尼松龙琥珀酸钠盐灌肠液 100 ～ 200 毫克，保留灌肠，每晚 1 次；必要时用布地奈德 2 毫克，保留灌肠，每晚 1 次。

对中度溃疡性结肠炎患者，可用上述剂量的水杨酸类制剂治疗；反应不佳者，适当加量或改口服糖皮质激素，常用泼尼松每日 30 ～ 40 毫克，分次口服。

重度溃疡性结肠炎一般病变范围较广，病情发展变化较快，做出诊断后应及时对患者做出处理，给药剂量要足。其治疗方法如下：如患者未曾使用过口服糖皮质激素，可口服强的松龙每日 40 ～ 60 毫克，观察 7 ～ 10 日，亦可直接静脉给药；已使用者，应静脉滴注泼尼松龙 300 毫克 / 日或甲泼尼龙 48 毫克 / 日。肠外应用广谱抗生素控制肠道继发感染，如硝基咪唑及喹诺酮类制剂、氨苄青霉素或头孢类抗生素等。同时应嘱患者卧床休息，适当输液，补充电解质，以防水电解质紊乱。便血量大、血红蛋白在 90 克 / 升以下和持续出血不止者应考虑输血。营养不良、病情较重者可用要素饮食，病情严重者应予肠外营养。静脉滴注糖皮质激素治疗 7 ～ 10 日后无效者，可考虑每日每千克体重使用环孢素 2 ～ 4 毫克，静脉滴注 7 ～ 10 日。由于药物免疫抑制作用、肾脏毒性及其他不良反应，应严格监测血药浓度。如上述药物治疗效果不佳，应及时对患者进行内、外科会诊，确定结肠切除手术的时机与方式。

慎用解痉剂及止泻剂，以避免诱发中毒性巨结肠。密切监测患者生命体征及腹部体征变化，及早发现和处理并发症。

5. 其他治疗方法

白细胞洗脱疗法：适合于重度溃疡性结肠炎患者，有条件的单位可以开展。

益生素或益生菌治疗：适合于有菌群失调的溃疡性结肠炎患者，也可用于活动期溃疡性结肠炎患者的辅助治疗。新型生物制剂治疗：如抗肿瘤坏死因子单克隆抗体，适用于重症和顽固性（难治性）溃疡性结肠炎患者的治疗。目前国内使用的制剂如英夫利西单抗，每次每千克体重 5 毫克，于第 0、2、6 周静脉滴注诱导缓解，以后每隔 8 周维持治疗一次，可减少中、重度溃疡性结肠炎患者的手术率，降低糖皮质激素用量。用药前须严格评估患者病情，排除潜在的活动性结核及各种感染因素，应用中应严密观察各种不良反应。

6. 缓解期的处理

溃疡性结肠炎患者的症状缓解后，应继续对其应用柳氮磺胺吡啶或 5- 氨基水杨酸类药物进行维持治疗，时间至少为 1 年或长期维持。柳氮磺胺吡啶的维持治疗剂量一般为口服 2 ~ 3 克 / 日，亦可用相当剂量的 5- 氨基水杨酸类药物。糖皮质激素不宜用于维持治疗。6- 巯基嘌呤或硫唑嘌呤等可用于对上述药物不能维持治疗或对糖皮质激素依赖者。

7. 外科手术治疗

绝对指征：大出血、穿孔、明确或高度怀疑癌变者以及组织学检查发现重度异型增生者。

相对指征：重度溃疡性结肠炎伴中毒性巨结肠，静脉用药无效者；内科治疗症状顽固、体能下降、对糖皮质激素抵抗或依赖，替换治疗无效者；溃疡性结肠炎合并坏疽性脓皮病、溶血性贫血等肠外并发症者。

8.癌变的监测

对病程在 8 ~ 10 年以上的广泛性结肠炎、全结肠炎患者，病程在 30 ~ 40 年以上的左半结肠炎、直乙状结肠炎患者，溃疡性结肠炎合并原发性硬化性胆管炎者，应行监测性结肠镜检查，至少 2 年 1 次，并做多部位活检。对组织学检查发现有异型增生者，更应密切随访，如为重度异型增生，一经确认即行手术治疗。

（六）溃疡性结肠炎临证诊疗禁忌

1.饮食原则及要求

（1）供给足够的热量、蛋白质、无机盐和维生素，避免出现营养不良性低蛋白血症，以增强体质，利于病情缓解。

（2）应避免食用刺激性和纤维多的食物，如辣椒、芥末等辛辣食物，以及白薯、红心萝卜、芹菜等多渣食物。疾病发作时，应忌食生蔬菜、水果及具有刺激性的葱、姜、蒜等调味品。不要用大块肉烹调，要经常采用肉丁、肉丝、肉末和羹汤等形式。尽量限制纤维食物摄入，如韭菜、萝卜、芹菜等。

（3）腹泻时忌食多油食品及油炸食品，烹调各种菜肴时应尽量少油，并经常采用蒸、煮、焖、余、炖、水滑等方法。可饮红茶、焦米汤等。宜少量多餐，以增加营养。

（4）急性发作时或手术前后采用流食或少渣半流食，如米汤、蒸蛋、藕粉，但一般不主张饮用牛奶。蔬菜、水果可制成菜汁、菜泥、果汁、果泥、果冻等食用。可选用含优质蛋白的鱼肉、瘦肉、蛋类制成软而少油的食物，如余鱼丸、芙蓉粥、鸡丝龙须面及面包等。

2.患者吃什么

（1）宜食：具有健脾作用的食物，如山药、扁豆、莲心、百合、红枣等；具有止泻作用的食物，如马齿苋、薏苡仁、扁豆、山药、山楂、乌梅、苹果、荔枝、莲子、糯米、粳米、芡实、藕、火腿、乌鸡等；全麦食品以及柑橘、胡萝卜等；易于消化的纯瘦肉，如猪肉、牛肉、鸡肉、鱼、虾等。

（2）忌食：寒凉性食物，如梨、西瓜、香蕉、西红柿、蚌肉、海参等；易胀气的食物，如西瓜、哈密瓜、韭菜、洋葱、大蒜、油炸食品、咖啡、碳酸饮料等；油腻食物，如肥肉、猪油、羊油、奶油、牛油、核桃仁等；易过敏食物，如牛奶、鸡蛋、蜂蛹、土蚕、未成熟番茄、花生、菠萝、蚂蚱、蟹类、蚕豆、蛇肉等；富含粗纤维的食物，如芹菜、白薯、萝卜、粗杂粮、干豆类等。

（3）生活临证诊疗禁忌

在临床中，造成溃疡性结肠炎失治误治的主要原因：常规治疗不当，选择药物有误，很多患者长期使用大量消炎止泻药，用药就好，停药就复发；有些患者反复用药后，认为反正慢性溃疡性结肠炎治不好，多跑几趟厕所无所谓，对治疗失去信心；有些患者长期用药造成菌群失调，肠功能紊乱，导致经久不愈；商家、厂家的药品广告夸大宣传和虚假宣传，造成有些患者无依据乱用药，治疗混乱，溃疡性结肠炎反复发作。

在日常生活方面，患者应做到以下几点：忌太过劳累，注意劳逸结合，暴发型、急性发作和严重慢性型溃疡性结肠炎患者应卧床休息；注意增减衣物，保持冷暖相适，适当进行体育锻炼以增强体质；忌烟酒、辛辣食品、牛奶和乳制品，注意食品卫生，避免因肠道感染诱发或加重本病；平时要避免精神刺激，保持心情舒畅，解除各种精神压力。虽然每个人的体质不同，但是以上几点建议针对各种患者都有很好的效果。

二、克罗恩病

患者邓某，男，34岁。主诉：3个月前无明显诱因出现下腹部持续绞痛，阵发性加重，疼痛不向别处放射，伴恶心，无呕吐、腹胀，无尿频、尿急及肉眼血尿，发病时自述无发热。就诊于我医院，给予禁食、输液及灌肠治疗后，腹痛症状逐渐缓解，此后3个月间曾因食辛辣、油腻食物多次出现下腹部绞痛，多次在某医院给予输液、灌肠后腹痛缓解，1周前因进食坚果再次出现下腹部疼痛。内镜所见：插镜至回盲末端，见升结肠至回肠部约10厘米长有一管状狭窄性病变，表面有渗出、坏死、糜烂、小结节，有裂隙状溃疡形成，上覆黄苔，边界清楚，管腔小，内镜尚能通过，取材质软，余结肠及回肠未见异常，病理诊断：升结肠黏膜慢性活动性炎。诊断为克罗恩病。

患者想不明白，为什么患克罗恩病吃点辛辣的、油腻的就会发作，下面我们先了解一下什么是克罗恩病。

（一）什么是克罗恩病

克罗恩病是一种由遗传与环境因素相互作用引起的病因未明的肠道炎症性病变，可累及胃肠道的任何部位，但好发于回肠末端及右半结肠，临床上常出现腹痛、腹泻、腹部包块，并伴有发热、营养不良、贫血、皮肤和关节病变等肠外表现。本病和溃疡性结肠炎统称为炎症性肠病。本病病因不明，可能与感染、遗传、体液免疫和细胞免疫有一定关系。

克罗恩病的发病率有明显的地域差异，一般认为欧美地区发病率较高，亚洲和拉丁美洲发病率较低。虽然亚洲国家克罗恩病发病率及患病率虽总体低于欧美国家，但近几十年也一直呈上升趋势。最近报道以人群为基础的研究显示，韩国首尔发病率从1986年至1990年的0.05/10 000上升至2001年至2005年的1.34/10 000。最近一项研究显示，与1989年至1993年比较，我国2004年至2008年克罗恩病的发病率增高了8.5倍。上述结果表明，我国克罗恩病的发病率有增加趋势，与我国其他以医院为基础的流行病学调查研究结果一致。本病尚无根本的治愈方法。许多病人出现并发症需手术治疗，而术后复发率很高。本病的复发率与病变范围、病症侵袭的强弱、病程的延长、年龄的增长等因素有关，死亡率也随之增高。

（二）临床表现

消化道表现主要有腹泻和腹痛，可有血便等；全身性表现主要有体重减轻、发热、食欲不振、疲劳、贫血等，青少年患者可见生长发育迟缓；肠外表现与溃疡性结肠炎相似；并发症常见的有瘘管、腹腔脓肿、肠狭窄和梗阻、肛周病变（肛周脓肿、肛周瘘管、肛坠、肛裂等），较少见的有消化道大出血、急性穿孔，病程长者可发生癌变。

1. 消化系统表现

（1）腹痛：位于右下腹或脐周，呈痉挛性疼痛，间歇性发作，伴肠鸣，餐后加重，便后缓解。如果腹痛持续，压痛明显，提示炎症波及腹膜或腹腔内，形成脓肿。全腹剧痛和腹肌紧张可能是病变肠段急性穿孔所致。

（2）腹泻：由病变肠段炎症渗出、蠕动增加及继发性吸收不良引起。开始为间歇发作，后期可出现持续性糊状便，无脓血或黏液。病变涉及结肠下段或直肠者，可有黏液血便及里急后重感。

（3）腹部包块：以右下腹与脐周为多见，是由肠粘连、肠壁与肠系膜增厚、肠系膜淋巴结肿大、内瘘或局部脓肿形成所致。

（4）瘘管形成：由透壁性炎性病变穿透肠壁全层至肠外组织或器官，形成瘘管。内瘘可通向其他肠段、肠系膜、膀胱、输尿管、阴道、腹膜后等处，外瘘则通向腹壁或肛周皮肤。

（5）肛门直肠周围病变：少数病人有肛门和直肠周围瘘管、脓肿形成，以及肛裂等病变。

2. 全身表现

（1）发热：由肠道炎症活动或继发感染引起，常为间歇性低热或中等程度发热，少数呈弛张热，可伴毒血症。

（2）营养障碍：因食欲减退、慢性腹泻及慢性消耗疾病所致消瘦、贫血、低蛋白血症、骨质疏松等症。

（3）急性发作期有水、电解质及酸碱平衡紊乱的表现。

3.肠外表现

部分病人有虹膜睫状体炎、葡萄膜炎、杵状指、关节炎、结节性红斑、坏疽性脓皮病、口腔黏膜溃疡、慢性肝炎、小胆管周围炎、硬化性胆管炎等，偶见淀粉样变性或血栓栓塞性疾病。

（三）病理表现

需多段（包括病变部位和非病变部位）、多点取材。黏膜活检标本的病理组织学改变有：固有膜炎症细胞呈局灶性不连续浸润；裂隙状溃疡；阿弗他溃疡；隐窝结构异常，腺体增生，个别隐窝脓肿，黏液分泌减少不明显，可见幽门腺化生或潘氏细胞化生；非干酪样坏死性肉芽肿；以淋巴细胞和浆细胞为主的慢性炎症细胞浸润，以固有膜底部和黏膜下层为重，常见淋巴滤泡形成；黏膜下淋巴管扩张；神经节细胞增生和（或）神经节周围炎。

局灶性的慢性炎症：为不连续的固有膜内深在的淋巴细胞、浆细胞增多，不限于黏膜表浅区（上 1/3）。

非干酪样肉芽肿：为上皮样组织细胞（单核细胞/巨噬细胞）聚集构成，通常为圆形。可见多核巨细胞，但一般没有结核结节之多核巨细胞，见不到坏死。常见于固有膜内和黏膜下层，也可以见于肌层和浆膜下，甚至淋巴结内。除了常见于克罗恩病外，非干酪样肉芽肿也可见于结节病和感染性结肠炎。非干酪样肉芽肿还应当与隐窝损伤引起的黏液性肉芽肿相区别。

伴有刀切样裂隙的深在裂沟：溃疡深而窄，如刀切一样，有急性炎性渗出物、中性粒细胞、组织细胞和肉芽组织，常穿入肠壁，深达黏膜下层甚至肌层，引起瘘管形成、穿孔、脓肿形成、粘连和肠周炎性假瘤。

阿弗他溃疡：为肉眼或内镜下的阿弗他溃疡的镜下改变，在黏膜淋巴滤泡增生、肉芽肿形成的基础上发生坏死和表面破溃，形成早期的阿弗他溃疡。形态上为浅表的小溃疡，表面为少量黏液、中性粒细胞和炎性坏死渗出物。

隐窝结构异常：隐窝的不规则性即隐窝结构的异常，大于10%的隐窝有异常，表现为隐窝的扭曲（非平行隐窝、隐窝的直径变化或隐窝扩张）、隐窝分支和隐窝缩短。

上皮的异常：幽门腺化生，也称为假幽门腺化生或腺性黏液样化生，是慢性黏膜炎症的一个特点，与黏膜的溃疡和修复有关。幽门腺化生见于部分克罗恩病患者的回肠活检，在回肠切除标本中也常见，但在溃疡性结肠炎患者的倒灌性回肠炎切除标本中很少见。

透壁性淋巴细胞增生：仅见于手术切除标本，尤其在远离溃疡处，散在分布于固有膜、黏膜下、肌层和浆膜下，可含有生发中心，并常有淋巴管扩张。

黏膜下层的淋巴细胞聚集和淋巴管扩张：为肠壁全层淋巴细胞增生的内镜活检下所见。

肠道神经系统的异常：神经节细胞的增多和神经节周围炎，见于黏膜下层和肌间，神经节细胞呈簇状分布，数量一般大于4~5个，周围有淋巴细胞浸润，黏膜下层和肌间神经纤维可见肥大和增生。

（四）诊断

1. 询问病史和体检

详细的病史询问应包括从首发症状开始的各项细节，还要注意结核病史、近期旅游史、食物不耐受情况、用药史、阑尾手术切除史、吸烟史、家族病史，以及口、皮肤、关节、眼等肠外表现及肛周情况。体检应特别注意患者一般状况及营养状态，细致的腹部检查、肛周和会阴检查及直肠指检；常规测体重及计算体重指数，对儿童应注意生长发育情况。

2. 常规实验室检查

包括粪便常规和必要的病原学检查、血常规、血清白蛋白、电解质、血沉、C反应蛋白、自身免疫相关抗体等。有条件的单位可以将粪便钙卫蛋白和血清乳铁蛋白等检查作为辅助指标。

3. 内镜及影像学检查

结肠镜检查（应进入末段回肠）并活检是建立诊断的第一步。无论结肠镜检查结果如何，均须选择有关检查明确小肠和上消化道的累及情况。因此，应常规行 CT 小肠成像（CTE）、磁共振小肠造影（MRE）或小肠钡剂造影和胃镜检查。疑诊克罗恩病但结肠镜及小肠放射影像学检查呈阴性者行胶囊内镜检查。发现局限在小肠的病变疑为克罗恩病者行气囊辅助小肠镜检查。有肛周瘘管行盆腔磁共振成像（MRI）检查，必要时结合超声内镜或经皮肛周超声检查。腹部超声检查可作为疑有腹腔脓肿、炎性包块或瘘管的初筛检查。

（五）主要鉴别疾病

本病应与下列疾病相鉴别：急性阑尾炎、肠结核、小肠淋巴瘤、十二指肠壶腹后溃疡、非肉芽肿性溃疡性空肠回肠炎、溃疡性结肠炎、缺血性结肠炎、结肠结核、阿米巴肠炎、结肠淋巴瘤、放射性结肠炎等。

（六）主要并发症

本病的并发症常见肠梗阻，偶见腹腔内脓肿、吸收不良综合征、急性穿孔大量便血，罕见中毒性结肠扩张。

（七）治疗原则及方法

1. 治疗原则

本病尚无特殊治疗方法。活动期宜卧床休息，给高营养、低渣饮食。

严重病例宜暂禁食，纠正水、电解质、酸碱平衡紊乱，采用肠内或肠外高营养支持。

贫血者可补充维生素 B_{12}、叶酸或输血。低蛋白血症者可输白蛋白或血浆。

解痉（抗胆碱药如阿托品等）、止痛（复合止痛药如阿司匹林等）、止泻（抑制肠蠕动类药如匹维溴铵等）和控制继发感染等也有助于症状缓解。

补充多种维生素、矿物质可促进体内酶类和蛋白质的合成，同时具有保护细胞膜的作用。

2.药物治疗

（1）中医中药：由于克罗恩病的发病机制尚未明确，目前尚无特效疗法，治疗主要为控制病情活动、维持缓解及防治并发症。中医学在治疗克罗恩病方面积累了宝贵的经验，运用中西医结合方法或许可以成为治疗克罗恩病的新途径。

湿热内蕴证。治法：清热化湿，调气行血。方药：白头翁汤加减。

寒湿困脾证。治法：除湿散寒，理气温中。方药：胃苓汤加减。

脾肾阳虚证。治法：健脾温肾，固涩止泻。方药：参苓白术散合四神丸加减。

肝郁脾虚证。治法：疏肝理气，健脾和中。方药：痛泻要方合四逆散加减。

气滞血瘀证。治法：活血化瘀，行气消积。方药：少腹逐瘀汤加减。

除辨证治疗外，采用分阶段治疗、针灸、药物外治、中药保留灌肠等措施，可以进一步提高疗效，减少不良反应发生率。

（2）水杨酸类：柳氮磺胺吡啶和5-氨基水杨酸适用于慢性期和轻、中度活动期病人。一般认为，柳氮磺胺吡啶不能预防克罗恩病复发。对不能耐受柳氮磺胺吡啶或过敏者可改用5-氨基水杨酸。对直肠和乙状结肠、降结肠病变者可采用柳氮磺胺吡啶或5-氨基水杨酸制剂灌肠，经肛门用药。严重的肝或肾病患者、婴幼儿、出血性体质者以及对水杨酸制剂过敏者不宜应用柳氮磺胺吡啶及5-氨基水杨酸制剂。

（3）肾上腺皮质激素。常用于中、重症或暴发型患者，对不能耐受口服者，可静滴氢化可的松或甲基强的松龙或肾上腺皮质激素（ACTH），14 天后改口服泼尼松维持。通常在急性发作控制后尽快停用，也可采用隔日口服泼尼松或合用柳氮磺胺吡啶或 5- 氨基水杨酸作为维持治疗。对直肠、乙状结肠、降结肠病变者可采用药物保留灌肠，如氢化可的松琥珀酸盐、0.5% 普鲁卡因，加生理盐水，缓慢直肠滴入，也可与柳氮磺胺吡啶、5- 氨基水杨酸或锡类散等药物合并使用，妊娠期也可应用。

（4）其他药物。对肾上腺皮质激素或磺胺药治疗无效者，可改用或加用硫唑嘌呤、6- 巯基嘌呤（6-MP）、环孢素、他克莫司等其他免疫抑制剂，也可合用左旋咪唑、干扰素、转移因子、卡介苗及免疫球蛋白等免疫增强剂。此外，甲硝唑、广谱抗生素和单克隆抗体等也可应用。

3. 外科手术

手术治疗用于完全性肠梗阻、肠瘘与脓肿形成、急性穿孔或不能控制的大出血，以及难以排除癌肿的患者。

对肠梗阻，要区分其是由炎症活动引起的功能性痉挛还是由纤维狭窄引起的机械性梗阻。前者经禁食、积极内科治疗多可缓解而不需手术。对没有合并脓肿形成的瘘管，积极内科保守治疗有时亦可使其闭合，合并脓肿形成或内科治疗失败形成的瘘管才是手术的指征。

本病经手术治疗后多在肠吻合口附近复发。推荐的预防性用药在术后 2 周开始应用，持续时间不少于 3 年。术后复发率高，医护人员应加强随访。

（八）克罗恩病的临证诊疗禁忌

虽然关于克罗恩病患者的饮食有很多论述，但事实上对于该病并没有科学的饮食标准。多数专家认为所谓的"膳食计划"就是病人自己能够识别出能引起胃肠道症状的特定食物，避免了这些食物的摄入，其腹痛、腹胀以及腹泻就容易控制，同时肠道炎症也会尽快得到缓解。

克罗恩病患者的膳食计划，大多是建立在专家的综合建议基础上，强调少食多餐、少渣低脂饮食，保证身体获得丰富的蛋白质、热量及营养。此外，还要补充维生素及矿物质。做到这些，就能够满足机体的营养需要。

1. 需要高热量、高营养、优质蛋白饮食

克罗恩病患者因病程长、病变范围广，又伴高热、瘘管、贫血、腹泻等症状，各种营养素消耗较多，因此应供给高热量、高营养、优质蛋白饮食。营养素供给应按全身性疾病要求，每日摄入热量在 6 270 千焦以上，蛋白质在 100 克左右。

高热量食物：含淀粉或糖分（碳水化合物）高的食品，如大米、肉类。

高营养食物：要选择单位量营养价值较高的食品，如用维生素饮料代替饮水。亦可用两种以上原料合制一份饮食，如肝汤菜汁蒸鸡蛋、煮鸡汤挂面、果汁冲藕粉、鸡蛋和面制成面条或馄饨皮等。

优质蛋白含量多的食物：包括鱼、家禽、蛋、豆腐和乳制品等。虽然花生和豆类也含有大量的蛋白质，但病人对其耐受性较差。

2. 主食与副食怎么吃

主食宜精细，用精制面粉、优质大米等，禁用粗制粮食，如玉米面、小米、全麦粉制成的食品，以免增加肠道负担和造成损害。

副食可选用瘦肉、鱼、蛋等作为给人体提供蛋白质的主要来源。处于活动期的患者要限制牛奶的摄入量，不吃胀气食物，如黄豆、洋葱等，蔬菜可选用土豆、山药、胡萝卜等含粗纤维少的块根类。

3. 应该避免哪些食物

克罗恩病患者的食物临证诊疗禁忌要视情况而定。如果某一种食物能引起消化道反应，就要避免食用，还要区分自己对这种食物是过敏还是不耐受。许多人对食物往往是不耐受，进行"消除实验"，明确哪些食物要避免，比皮肤或血液的"过敏实验"好得多。

引起胃肠道症状的食物在克罗恩病人身上都不尽相同。以下食物有可能会引起症状：烤肉、熏肉、油炸食品（如西式快餐等），红肉（牛排等）及带皮的禽肉，黄油和其他动物油、人造奶油、面包酱、蛋黄酱等，奶制品（如果有乳糖不耐受的情况，则更要注意避免），酒类（啤酒、白酒、葡萄酒、混合酒精饮料等），碳酸饮料、咖啡、浓茶、巧克力、爆米花等；未成熟的水果及生吃蔬菜（如蔬菜沙拉等），易产气食品（豆类、卷心菜、花椰菜、洋葱等），含麦麸较多的食品（针对有肠管狭窄等情况），辛辣食品（麻辣火锅等），坚果和种子（含花生酱或其他坚果酱等）。

其中，对于有肠道狭窄或不全肠梗阻患者，应嘱其进少渣饮食，避免吃粗粮、坚果、粗纤维蔬菜等食品，以免食物残渣过多加重梗阻。同时，对此类患者应考虑使用肠内营养。一旦发现一些食物能引起症状，可以选择其他食物或者学习新的烹饪方式来缓解症状。尝试不同的食物和最适合的烹饪方式，例如，如果食用某种生蔬菜而导致症状，没有必要放弃它，可以选择蒸、煮、炖，或许能够避免胃肠道症状。假设食用牛肉或猪肉后出现脂肪泻，可以选择低脂肪的鱼肉作为主要的蛋白质来源。

一般而言，谷物和以下食物适合克罗恩病患者食用：蔬菜（叶菜等）、鱼肉（深海鱼类更好）、蛋类（蛋清更好）、橄榄油或种子油、水果（请削皮榨汁）。

限制能够引起胃肠道症状的食物摄入能帮助患者控制克罗恩病的发作。但是不要限制得太严格，否则往往会引发营养不良，导致克罗恩病的恶化，这就需要服用营养价值较高的食物。

患者可以自己建立一个饮食日志，记录哪些食物会引起胃肠道症状。事实上，这个饮食日志不仅能帮患者避免这些食物，而且能够揭示患者的饮食是否需要补充营养。通过回顾饮食日志，营养师能根据患者的年龄、性别及体重推荐饮食量。还可以增加饮食量，改变饮食口味，或者完善饮食日志。

4. 少渣饮食很必要

少渣饮食就是食用含有低纤维的食物，比如麦片、吐司面包、大米、果汁、蔬菜汁以及动物产品中如肉类、家禽、鱼、鸡蛋、奶制品等。限制过多纤维饮食，比如坚果、谷类、玉米、水果以及各种各样的蔬菜。

如果存在小肠狭窄，过多纤维不易通过，加上病损范围广，一旦过多纤维食物进入小肠会引起小肠收缩而出现腹痛，由于它们并不能完全被小肠消化吸收，就会引起刺激性腹泻。许多小肠克罗恩病人都有低位小肠狭窄，为使肠道得到适当休息，缓解腹痛、腹泻症状，膳食中应尽可能避免机械性刺激，采用少渣、低纤维饮食。

5. 按需选择流质饮食

一些研究表明，流质饮食能帮助克罗恩病患者维持一定的健康状态，并有证据表明克罗恩病患者可以从高热量的流质饮食中获益。流质饮食可帮助克罗恩病患者控制症状，使肠道获得必要休息。除此之外，流质饮食或某一高热量流质饮食能够帮助那些短期需要高营养且吸收不良的克罗恩病患者。

6. 补充液体和无机盐

本病患者在慢性腹泻情况下，脱水的风险是很高的。如果不及时补液，肾功能很快会受到影响。克罗恩病患者和其他的腹泻患者都有不断增加的肾结石发病率的危险，而且脱水及盐分丢失会加重体质虚弱。基于这些原因，克罗恩病患者应该摄取足够的流质饮食以弥补无机盐和水分通过皮肤的大量丢失。按照经验，每公斤体重应该每天饮水 31.5 毫升，也就是 70 公斤的人应该每天饮水 2 205 毫升。

7. 如何减轻饮食后的腹部疼痛等不适

在疾病发作的时候，饭后往往会出现腹部不适及疼痛，以下几种方法可以缓解：

（1）少食多餐：每两三个小时吃一顿饭，每日吃五顿饭，而不是传统的一日三餐。为了减轻肠道负担，补充营养时，应循序渐进，少食多餐。切不可操之过急，以免适得其反。

（2）减少油腻及油炸食品的摄入：黄油、人造黄油、奶油沙司、猪肉产品会导致腹泻以及腹胀。做过小肠切除手术的人，食用这类食物，会导致这些症状更加频繁发生，所以脂肪应限制在每日40克以下。

（3）忌用各种浓烈刺激的调味品，如辣椒、大料、酒类等，避免对肠黏膜的刺激。

如果乳糖不耐受，要限制牛奶及奶制品的摄入。无论是否患有克罗恩病，有些人并不能消化乳糖，而乳糖正是出现在牛奶及奶制品当中。这是因为小肠表面缺乏一种被称为"乳糖酶"的消化酶。乳糖的消化不良会导致腹痛、腹胀以及腹泻。乳糖不耐受的症状类似克罗恩病发作时的状况，所以有时很难鉴别。如果有这种情况发生，就要限制摄入牛奶。许多产品中补充了乳糖酶也就不会再有类似症状了。然而，少量摄入一些必需的产品还是很有必要的，因为它们代表了营养源泉，包括钙和蛋白质等。

尽管如此，有些人按照这些方法饮食仍然会出现饭后腹部绞痛，这就要靠药物来治疗了。比如泼尼松以及皮质类固醇会减轻小肠炎症，使其恢复正常。当疾病平稳的时候，在饮食前 15 ~ 20 分钟服用止痛药或止泻药会缓解症状。如果合并多项严重疾病，饭前就不要服药。

8. 患者的维生素需求

维生素 B_{12} 主要在低位回肠被吸收，那就意味着患有结肠炎或者经历过小肠手术的病人都存在维生素 B_{12} 缺乏，因为他们并不能从饮食上或通过口服补充来吸收足够的维生素。为了弥补这种缺乏，每月肌注维生素 B_{12} 是必需的。

服用柳氮磺胺吡啶的患者往往都有叶酸缺乏表现，他们应该每天服用叶酸片剂 1 毫克。对于大部分慢性克罗恩病患者，有规律地服用多种维生素制剂是值得的。

如果患者有消化不良或者经历过小肠手术，其他的维生素比如维生素 D 也是需要的。多达 68% 的克罗恩病患者缺乏维生素 D。维生素 D 是骨质合成以及钙的代谢的必需物质。一篇刊登在《美国预防医学杂志》的文章报道，高剂量的维生素 D（每日 1 000 ~ 2 000 国际单位）对人体是很有益的，尤其能够降低患结直肠癌的风险。

9. 矿物质的补充

在大多数克罗恩病患者中，并没有明显的矿物质缺乏，然而，铁缺乏在溃疡性结肠炎和克罗恩病患者中是共同的，但在小肠病变时二者却不同，其原因是结肠炎症或溃疡导致出血。血液中铁的水平是可以测定的，如果缺铁，可以通过口服片剂或溶液补铁。口服补铁片剂或溶液往往会排出黑便，可能会与消化道出血相混淆。

其他需要补充的矿物质包括钾和镁。患者因腹泻和呕吐症状或者激素治疗会导致缺钾。补钾可以通过食用菜汁、果汁或氯化钾片剂等。对于克罗恩病导致腹泻或广泛小肠病变或小肠部分切除的患者，口服药物补充氧化镁是必要的。

微量元素是身体必需的营养物质，它们对于某些重要的生理功能是必不可少的。克罗恩病患者由于营养物质的摄入减少以及小肠的病变都会导致微量元素的缺乏。克罗恩病患者非常需要钙，因为钙的摄入量不足大多是因为他们的乳糖不耐受或者他们自以为不缺乏，或者摄入足够的钙但由于小肠的病变或切除并不能完全被吸收。还有一些克罗恩病的治疗药物也会影响骨质的合成，长期使用甲泼尼龙或其他激素也会减慢成骨及破骨的进程，同样也会影响钙的吸收。除了激素的使用外，克罗恩病本身也与骨质疏松症有关。因此，普查骨密度是必要的。如果必须使用激素治疗，降低剂量也许会减少与克罗恩病相关的骨质丢失。患者每日要服用钙剂 1 500 毫克，每日 3 次。补钙的同时，维生素 D 也是必需的。

10. 营养对于克罗恩病患者的意义

（1）克罗恩患者尤其是累及小肠的患者，发生营养不良的原因是由于缺乏食欲、恶心、腹痛、口味的改变所导致食物摄入不足。

慢性疾病会增加身体的热卡和能力的消耗，尤其在疾病发作的时候更明显。患克罗恩病通常与蛋白质、脂肪、碳水化合物、水分以及各种维生素、矿物质的消化吸收不良有关，因为这些物质并没有真正摄入体内。

（2）好的营养使身体恢复健康，因此必须努力避免营养不良。恢复及保持营养是治疗克罗恩病的关键。

药物治疗对于营养状况良好的病人更有效。当克罗恩病人发生营养不良时，就会需要更多的食物去弥补。这会加重一个正在发作的克罗恩病人的病情。丢失了蛋白质、脂肪和其他的营养物质会导致青少年的生长迟缓。女性因营养不良导致体重减轻会影响到她们的激素水平，导致月经不调甚至绝经。

（3）对于克罗恩患者，要加强营养支持，主要包括肠内营养及肠外营养支持两种。肠内营养能够直接提供高营养物质到病人的胃及小肠内。众所周知的肠内营养液可以通过鼻胃管（NG）整夜进行鼻饲。这种方法能够使患者在休息时接受营养。到了清晨，他们可以拔除鼻胃管去工作或上学，或者从事其他正常活动。肠内营养也可以通过胃造口管给予。胃造口术是运用手术方式经皮置入引流管至胃腔用作营养的一种手术方式。这种营养可以整夜给予，同样白天也能间断。有些病人更倾向于胃造口方式营养，因为能够避免从鼻腔插管的痛苦。

（4）肠外营养（TPN）是通过腔静脉导管将营养液注入大血管进入体内。尽管它使得肠道获得了休息，补充了所需的各种营养物质，但肠外营养相比肠内营养有许多并发症，而且价格昂贵得多，需要专业的训练才能使用。

11. 制订合理膳食计划

并没有一种饮食或膳食计划会适合所有克罗恩病患者。饮食应坚持个体化原则，为患者量身定做。此外，这些疾病并不是一成不变的，饮食方式也会随着疾病的变化而变化。

12. 膳食日志的合理使用

要开始记录膳食日志，在小笔记本上记录每天饮用的食物和量，注明日期、食物名称以及服用后出现的症状。一两个月后，约个时间和你的注册营养师回顾一下膳食日志，营养师会判断你是否处于平衡饮食、是否获取必要的营养、是否需要补充等等。总之，一个平衡的营养饮食能帮助身体恢复健康。所以和营养师讨论一下营养对于你的健康和克罗恩病的治疗是非常重要的。

（九）预后影响因素

吸烟是克罗恩病的独立危险因素，能增加克罗恩病的发病率，增加肠狭窄、肠瘘的可能，增加手术率，抵消维持缓解用药的疗效，被动吸烟者患病的风险更大。吸烟也是克罗恩病术后复发的主要危险因素。吸烟者的克罗恩病术后复发率是不吸烟者的 2.5 倍，戒烟 4 年后克罗恩病的复发率与不吸烟者相同。所以，克罗恩病患者应及早戒烟。

适量的体育锻炼和健康的起居习惯对克罗恩病患者维持缓解、预防复发有很大帮助。研究表明，对克罗恩病患者来说，低强度运动能减低疾病活动度，增加体重，纠正营养不良，防止骨骼脱钙，提高生活质量；而劳累、熬夜、情感应激、抑郁、焦虑、自闭等精神因素是克罗恩病的诱发和加重因素。所以，保持积极乐观的心态对克罗恩病患者控制病情很有好处。

参考文献：

［1］中华医学会病理学分会消化病理学组筹备组，中华医学会消化病学分会炎症性肠病学组. 中国炎症性肠病组织

病理诊断共识意见［J］.中华病理学杂志，2013，43（4）：268-274.

［2］中华中医药学会.慢性胃炎诊疗指南［J］.中国中医药现代远程教育，2011，9（10）：123-125.

［3］CharlesN.Bernstein，MichaelFried，J.H.Krabshuis，等.2010年世界胃肠病学组织关于炎症性肠病诊断和治疗的实践指南［J］.杨钊斌，译.胃肠病学，2010，15（9）：548-558.

［4］中华医学会消化病学分会炎症性肠病学组.炎症性肠病诊断与治疗的共识意见（2012年·广州）［J］.中华内科杂志，2012，51（10）：818-831.

［5］中国中西医结合学会消化系统疾病专业委员会.溃疡性结肠炎中西医结合诊疗指南（草案）［J］.中国中西医结合消化杂志，2011，19（1）：61-65.

［6］中华医学会消化病学分会炎症性肠病学组.炎症性肠病营养支持治疗专家共识（2013·深圳）［J］.中华内科杂志，2013，52（12）：1082-1087.

［7］中华医学会.临床诊疗指南：消化系统疾病分册［M］.北京：人民卫生出版社，2005.

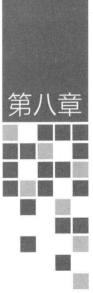

第八章

大肠癌

案例

老王，男，55岁，在某钢厂工作，既往有痔疮病史20余年，溃疡性结肠炎病史10余年。他平素喜欢与朋友一起喝啤酒、吃烧烤，1天要吸1包烟。近2个月老王发现自己的"痔疮"经常发作，大便由原来的1日1次变为每日2～3次，大便稀而且带血，用痔疮膏后一直没有好转，经家属劝说前来门诊就诊。经详细询问得知患者现伴有乏力，体重近2个月减轻了20斤，于是建议患者做结肠镜检查。结肠镜检查报告为原发性大肠癌，病理检查报告为管状腺癌。

老王家属很是诧异，怎么好好地就变成大肠癌了呢？平时哪些习惯导致老王患了大肠癌呢？下面我们先来看看什么是大肠癌。

一、概述

（一）大肠癌的定义

自大肠黏膜上皮起源的恶性肿瘤称为大肠癌。它是常见的消化道恶性肿瘤之一，可发生在结肠的任何部位。临床常见血便或黏液脓血便、大便形状或习惯发生改变、腹痛、腹部包块等。

（二）大肠癌的分类

大肠癌按发生的部位分为结肠癌和直肠癌。

（三）大肠癌的临床表现

大肠癌早期无症状或症状不明显，患者仅感不适、消化不良、大便潜血等。随着癌肿的发展，症状逐渐出现，表现为大便习惯改变、腹痛、便血、腹部包块、肠梗阻等，伴或不伴贫血、发热和消瘦等全身症状。肿瘤因转移、浸润可引起受累器官的改变。大肠癌因其发病部位不同而表现出不同的临床症状及体征。

1. 右半结肠癌

右半结肠的主要临床症状为食欲不振、恶心、呕吐、贫血、疲劳、腹痛。右半结肠癌导致缺铁性贫血，表现疲劳、乏力、气短等症状。右半结肠因肠腔宽大，肿瘤生长至一定体积才会出现腹部症状，这也是肿瘤确诊时分期较晚的主要原因之一。

2. 左半结肠癌

左半结肠肠腔较右半结肠肠腔窄，左半结肠癌更容易引起完全或部分性肠梗阻。肠梗阻导致大便习惯改变，出现便秘、便血、腹泻、腹痛、腹部痉挛、腹胀。带有新鲜出血的大便表明肿瘤位于左半结肠末端或直肠。对左半结肠癌病期的确诊常早于右半结肠癌。

3. 直肠癌

直肠癌的主要临床症状为便血、排便习惯的改变及梗阻。癌肿部位较低、粪块较硬者,易受粪块摩擦引起出血,血液颜色多为鲜红或暗红色,不与成形粪便混合或附于粪柱表面,易被误诊为"痔"出血。病灶刺激和肿块溃疡的继发性感染不断引起排便反射,易被误诊为"肠炎"或"菌痢"。癌肿环状生长者,导致肠腔缩窄,早期表现为粪柱变形、变细,晚期表现为不全性梗阻。

4. 肿瘤浸润及转移症

大肠癌最常见的浸润形式是局部侵犯,肿瘤侵及周围组织或器官,造成相应的临床症状。肛门失禁、下腹及腰骶部持续疼痛是直肠癌侵及骶神经丛所致。肿瘤细胞种植转移到腹腔、盆腔,形成相应的症状和体征,直肠指检可在膀胱直肠窝或子宫直肠窝内扪及块状物,肿瘤在腹腔、盆腔内广泛种植转移,形成腹腔积液。大肠癌的远处转移主要有两种方式,即淋巴转移和血行转移。肿瘤细胞通过淋巴管转移至淋巴结,也可通过血行转移至肝脏、肺、骨等部位。

(四)大肠癌的流行病学

大肠癌的发病率仅次于胃癌、食管癌,不同地区的发病率有明显区别。大肠癌在北美、西欧、澳大利亚、新西兰等地发病率较高。但近年来,我国大肠癌的发病率有上升趋势,其发病率在国内有地区差异,上海、浙江、福建地区为高发区。

日本和我国的大肠癌发病率低于美国,有人发现当他们移居至西方国家后,此病的发病率也随之上升,且均发现在移民的第二代。据国内统计,患者以 40 ~ 50 岁为多,年龄组中位数为 45 岁左右,40 岁以下者占全部病例的 1/3 左右,30 岁以下者占 10% 左右。高发国家结肠癌高发年龄为 60 ~ 70 岁,30

岁以下者占 6% 左右。我国结肠癌高发年龄比国外提早 10 ~ 15 岁，30 岁以下者占 11% ~ 13%，这是我国结肠癌病患的一个主要特点。

二、结肠癌

（一）病因

结肠癌的发病原因尚未完全阐明，一般认为，导致结肠癌发生的因素主要是以下两点。

1. 外在因素

饮食习惯、肠道细菌、化学致癌物质等。

2. 内在因素

基因变异、腺癌、血吸虫性结肠炎、慢性溃疡性结肠炎等。

（二）症状

右侧结肠癌患者临床上常表现有原因不明的贫血、乏力、消瘦、低热等。早期偶有腹部隐痛不适，后期在 60% ~ 70% 病人中可扪及右侧腹部有质硬肿块。左侧结肠癌患者早期临床上可表现有排便习惯改变，可出现便频、便秘或便频与便秘交替。肿瘤生长致管腔狭窄甚至完全阻塞，可引起肠梗阻表现，约 10% 的患者可表现为急性肠梗阻或慢性肠梗阻症状。右侧结肠癌患者临床表现出现的频度依次以腹部肿块、腹痛及贫血最为多见，左侧结肠癌患者则依次以便血、腹痛及便频最为多见。

（三）诊断

1. 高危人群

年龄在 40 岁以上，有以下任意一种表现者，应列为高危人群：

一级亲属有大肠癌病史者；有癌症史或肠道腺瘤或息肉史者；大便潜血试验阳性者；以下5种表现中具有两项以上者，包括黏液血便、慢性腹泻、慢性便秘、慢性阑尾炎史及精神创伤史。对此高危人群行肠镜检查或气钡双重对比灌肠造影X线摄片检查可明确诊断。

2. 直肠指诊

凡遇到患者有便血、直肠刺激症状、大便变形等症状均应行直肠指诊检查以排除直肠种植转移。

3. 辅助检查

血常规、尿常规、大便常规＋大便潜血试验，血型，肝功能、肾功能，凝血功能，血糖，电解质，血清病毒指标检测，肿瘤标志物检查［血清癌胚抗原（CEA）和糖类抗原19-9（CA19-9）］。

4. 影像检查

（1）气钡双重对比造影X线摄片检查。此项检查是诊断大肠癌常用而有效的方法，可提供大肠癌病变部位、大小、形态及类型等相关信息。结肠癌的钡剂灌肠表现与癌的大体形态有关，主要表现为病变区结肠袋消失，充盈缺损，管腔狭窄，黏膜紊乱及破坏，溃疡形成，肠壁僵硬，病变多局限，与正常肠管分界清楚。溃疡型癌表现为不规则充盈缺损及腔内龛影，周围黏膜皱襞紊乱，不规则破坏。浸润型癌多见于左侧结肠，由于肿瘤生长不平衡，狭窄而高低不平，肠管呈向心性或偏心性狭窄，肠壁增厚。

（2）B型超声波检查。腹部B型超声扫描对判断肝脏有无转移有一定价值，应列为术前常规检查内容。

（3）CT扫描检查。腹盆腔增强CT检查应为本病常规检查项目。对于术前了解肝内有无转移、腹主动脉旁淋巴结是否肿大、癌肿对周围结构或器官有无浸润、判断手术切除的可能性和危险性等具有指导作用，为术前选择合理治疗方案提供可靠依据。

（4）胸部 X 射线摄影检查包括胸部正位和侧位片。对胸片检查异常的患者行胸部 CT 检查，以除外转移。

5.腔镜检查

结肠镜检查是诊断结肠癌最安全、有效的检查方法。纤维结肠镜检查可直接观察病灶，同时采取活体组织做病理诊断。取活检时需注意取材部位，作多点取材。如果活检阴性，且临床考虑为肿瘤的患者，应重复取材以免漏诊。

（四）治疗

1.治疗原则

临床上一般应采取以手术为主的综合治疗。根据病人的全身状况和各个脏器功能状况、肿瘤的位置、肿瘤的临床分期、病理类型及生物学行为等决定治疗措施，合理地利用现有治疗手段，以期最大限度地根治肿瘤、保护脏器功能和改善病人的生活质量。结肠癌的治疗主要有手术治疗、放射治疗和化学治疗及靶向治疗等。

2.手术治疗

手术治疗适应证：全身状态和各脏器功能可耐受手术；肿瘤局限于肠壁或虽侵犯周围脏器，但可整块切除，区域淋巴结能完整清扫；已有远处转移（如肝转移、卵巢转移、肺转移等），但可全部切除，酌情同期或分期切除转移灶；广泛侵袭或远处转移，但伴有梗阻、大出血、穿孔等症状应选择姑息性手术，为下一步治疗创造条件。

手术治疗禁忌证：全身状态和各脏器功能不能耐受手术和麻醉；广泛远处转移和外侵，无法完整切除，且无梗阻、穿孔、大出血等严重并发症。

3.放射治疗

对于可手术的结肠癌患者来说，术前或术后辅助放疗无意义。放射治疗结肠癌仅限于以下情况：局部肿瘤外侵固定无法手术；术中局部肿瘤外侵明显，手术无法切净应予以银夹标记；晚期结肠癌患者骨或其他部位转移引起疼痛时做姑息止痛治疗；如术中发现肿瘤无法切除或切净时，可考虑术中局部照射再配合术后放疗；除对晚期结肠癌患者进行姑息止痛治疗外，对结肠癌患者的放疗应基于5-氟尿嘧啶之上的同步放、化疗。

4. 化学治疗

（1）辅助化疗的适应证：对Ⅱ期及Ⅲ期结肠癌患者术后均推荐辅助化疗。辅助化疗可使Ⅲ期结肠癌患者术后总的5年生存率提高10%~15%；对Ⅱ期结肠癌患者的术后辅助治疗尚无定论，一般认为辅助治疗对其生存率的提高小于5%；对具有以下预后不良因素的高危Ⅱ期结肠癌患者应推荐术后辅助化疗，包括T4（ⅡB期）、组织学分级（3级或4级）、脉管瘤栓、术前肠梗阻或穿孔、淋巴结检出数目 <12 个或切缘不净。

（2）辅助化疗方案：5-氟尿嘧啶 + 亚叶酸钙；卡培他滨单药；奥沙利铂联合 5-氟尿嘧啶 + 亚叶酸钙；奥沙利铂 + 卡培他滨；不推荐伊立替康作为结肠癌术后的辅助治疗。

（3）辅助化疗的时间：目前推荐结肠癌术后辅助化疗的时间为 6 个月。

三、直肠癌

（一）病因

直肠癌的发病原因尚未完全阐明，导致发生的原因可归纳如下：

1.外在因素

饮食习惯、肠道细菌、化学致癌物质等。

2.内在因素

基因变异、腺瘤、血吸虫性结肠炎、慢性溃疡性结肠炎。

（二）症状

主要表现为直肠刺激症状：便频、里急后重、肛门下坠、便不尽感、肛门痛等。大便表面带血和（或）黏液，严重时有脓血便。根据临床表现出现的频度，直肠癌的临床表现依次以便血、便频及大便变形多见。

（三）诊断

1.高危人群

一级亲属有直肠癌病史者；余项目同结肠癌高危人群。

2.直肠指诊

凡遇到患者有便血、直肠刺激症状、大便变形等症状均应行直肠指诊。检查时动作要轻柔，切忌粗暴，要注意有无肿物触及，肿瘤距肛门距离、大小、硬度、活动度，黏膜是否光滑，有无压痛及与周围组织关系，是否侵犯骶前组织。如果肿瘤位于前壁，对男性患者必须明确与前列腺有无关系，对女性患者须做阴道指诊，查明是否侵犯阴道后壁。指诊检查完毕应观察指套有无血迹。

3.辅助检查

同结肠癌辅助检查。

4.内镜检查

同结肠癌内镜检查。

5.X线检查

气钡双重对比造影X线摄片检查表现有：结节状充盈缺损，多在直肠的内侧壁，圆形光滑或轻度分叶，局部肠壁僵硬，凹入；菜花状肿块，较大，表面不平，分叶明显，其底宽，肠壁僵硬；

不规则的环状狭窄，管壁僵硬，黏膜中断，分界截然；不规则的腔内龛影，呈三角形、长条形等，较浅，周围环堤宽窄不均；完全性肠梗阻，或肠套叠征象，阻塞近段有时难以显示。应注意，钡灌肠的 X 线检查有时无法显示直肠病变，易让人产生无病变的错觉。

6.B 型超声波检查

腹部 B 型超声扫描对判断肝脏有无转移有一定价值，应列为术前常规检查内容。

7.CT 扫描检查

腹腔、盆腔增强 CT 检查应为常规检查项目，对于术前了解肝内有无转移、腹主动脉旁淋巴结是否肿大、癌肿对周围结构或器官有无浸润、判断手术切除的可能性和危险性等有一定价值，为指导术前选择合理的治疗方案提供可靠依据。

8.胸部 X 射线摄影检查

应包括胸部正位和侧位片，排除肺转移。对于胸部 X 线检查异常者，行胸部 CT 检查除外转移。

9.盆腔 MRI 检查

MRI 具有较高的对比分辨率，可清楚显示盆腔内软组织结构和脏器毗邻关系，对直肠癌的术前分期和指导手术方案选择有重要作用。

（四）治疗

具体治疗参照结肠癌治疗。

四、大肠癌的中医治疗

在中医整体观念、辨证论治理论指导下，对术后复发或不能施行手术的中晚期大肠癌患者,应用中医药治疗,在提高生活质量、延长生存期或术后预防复发等方面,均能够起到积极的作用。

中医治疗原则以清热利湿、祛瘀解毒、理气通腑为主。

湿热下迫证。治法:清热利湿、解毒散结。方药:槐角丸加减。

气滞血瘀证。治法:活血祛瘀、行气止痛。方药:膈下逐瘀汤加减。

脾肾亏虚证。治法:健脾固肾、消症散积。方药:参苓白术散合四神丸加减。

五、大肠癌的临证诊疗禁忌

虽然大肠癌有一定的遗传倾向,但绝大多数散发性的大肠癌与环境因素,特别是饮食因素密切相关,对饮食干预,可以降低大肠癌的发病率。

(一)大肠癌应禁忌的生活方式

肥胖是大肠癌发生的危险因素。美国癌症协会的一项大规模研究发现,严重超重的男子结肠癌的发生率较高。体力活动则是结肠癌患者的保护因素。有资料表明,静息工作和体育锻炼少者发生结肠癌的可能性比活动性较强和经常参加体育锻炼者高4倍。所以应该加强锻炼,以促进肠蠕动,有利排便,减少大肠癌的发生。

吸烟与大肠癌的关系还不十分肯定,但吸烟是大肠腺瘤发生的危险因素已经得到证实。研究认为,吸烟是大肠癌基因产生的刺激因素,但需要经过大约40年的时间才能发生作用。

酒精的摄入量与大肠癌有关系,酒精也是大肠腺瘤发生的危险因素,但具体原因不清楚;激素与生殖因素可能影响大肠癌的发生，美国研究表明，单身女性的大肠癌发病率高于结婚女性，有人认为这与激素能影响胆汁酸盐代谢有关。

便秘者的结肠癌发病率是正常人的4倍多。有资料表明，经常性便秘可能是中老年人患结肠癌的主要因素。原因是便秘使排泄物在结肠内停留的时间长，使结肠过多地吸收了排泄物中的致癌物质。

大肠癌的发生与食物的烹调方法有关，常吃油炸、烟熏、腌晒及盐渍食品发生结肠癌的相对危险度高。油炸、烟熏食品中含有多种杂环类化合物，腌制及盐渍食品中含有较多的亚硝胺类，它们对结肠黏膜有特殊作用，可诱发畸变陷窝的形成，后者系结肠癌的癌前病变。而使用冰箱可降低结肠癌的危险性，其原因是冰箱的使用能使食品得以保鲜，减少了食品变质或霉变的概率和人们对盐腌食品的依赖，从而减少了致癌物对胃肠道的影响。

大肠癌的危险因素有多种，其病因还可能是由于有遗传易患性的个体受到环境危险因素的共同作用而最终导致大肠癌的发生。近年来随着临床医学的发展，大肠癌的治疗手段有很大改进，但是晚期大肠癌的5年生存率并无大改观。因此，干预和控制大肠癌的发病就显得愈来愈重要。我们要将危险因素降低至最低点，提高保护因素的作用，从而降低大肠癌的发病率和病死率。

（二）预防大肠癌的食物

应该选择高纤维素食物。高纤维素饮食的纤维素具有吸附水分的性能，可以使粪便量增加，稀释肠道内致癌物质，不利于癌细胞生长；还可刺激肠蠕动，使粪便在肠道中停留时间缩短，减少肠道中致癌物的作用时间，并可促进有毒物质排出，从而减少大肠癌的发病危险性。

牛奶等乳制品也有很好的防治大肠癌的功效。同时，牛奶中含有丰富的钙离子，可与脂质结合形成不溶性钙皂，抑制脂肪酸和胆酸，对肠道上皮起保护作用。

蔬菜中的某些物质可以减少氧自由基对机体细胞的损伤。黄色、橙色和深绿色的蔬菜富含胡萝卜素，柑橘类水果、浆果和深绿色的蔬菜中维生素 C 含量较高，而全谷类食物则是维生素 E 和硒的良好来源。韭菜、葱中含有的硫醚，柑橘类水果中含有的萜，葡萄、草莓、苹果中含有的植物酚，以及胡萝卜、薯蓣类、西瓜中含有的胡萝卜素，都被认为能够抑制突变，具有抗癌作用。尤其是大蒜，研究表明，大蒜是具有最强保护作用而使人们免患远端结肠癌的蔬菜。

大肠癌病人多有反复发作、迁延不愈的腹泻，消化能力弱，故应予以易于消化吸收的食物。大肠癌患者多有便中带血，晚期患者常大量便血，故应少吃或不吃刺激性和辛辣的食物。久泻或晚期患者长期发热、出汗，损伤津液，应多饮水或喝汤，主食可以粥、面条等半流质食物为主。如果有食欲不振、恶心，甚至呕吐等症状，应予以清淡饮食。

"人造肛门"患者在手术后的初期，饮食应清淡及易消化、营养合理，然后逐步恢复到正常饮食。

豆类、咖喱、啤酒、羊肉等容易产生胀气和臭味，给患者带来不适，应尽量少吃或不吃。

养成定时排便习惯，每日清晨喝 1 杯白开水，刺激排便。适当的体育运动亦有助于调节排便。

参考文献：

［1］中华人民共和国国家卫生和计划生育委员会 . 直肠癌规范化诊疗指南（试行）［R］.2013-04-23.

［2］中华人民共和国国家卫生和计划生育委员会 . 结肠癌规范化诊疗指南（试行）［R］.2013-04-23.

［3］中华医学会 . 临床诊疗指南: 消化系统疾病分册［M］. 北京: 人民卫生出版社，2005.

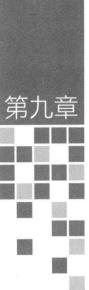

第九章

功能性胃肠病

| 案例 |

孙某，女，42岁，患者自述食欲不振，上腹胀痛、有灼热感，餐后饱胀，情绪激动后病情加重，间断已有5年。5年前因一次工作的事生气很长时间，落下的病，曾在医院做胃镜、彩超等检查，均未明确诊断。自行服用过胃药、胆药等（具体药物、药量不详），吃了好几年都不大管用，最近孩子学习成绩下降，又着急，上述症状加重并伴有打嗝。给她做了相关检查均无器质性疾病。考虑是功能性消化不良，开了相关的中药，患者平素情绪易激动，经就诊医生建议，她去看了心理医生，药物加心理疏导近1个月的时间患者症状明显改善，情绪也没有以前那么容易激动了。

一、功能性消化不良

为什么情绪激动会导致功能性消化不良呢? 下面我们来介绍一下。

(一)什么是功能性消化不良

功能性消化不良是指具有胃和十二指肠功能紊乱引起的症状,经检查排除引起这些症状的器质性疾病的一组临床综合征。

本病属于中医学"痞满"等范畴,主要以自觉胃脘痞塞、满闷不舒为临床表现。其痞按之柔软,压之不痛,视之无胀大之形。常伴有胸膈满闷、饮食减少、得食则胀、嗳气稍舒、大便不调、消瘦等症。其发病和加重常与暴饮暴食、恣食生冷粗硬、嗜饮浓茶烈酒、过食辛辣等饮食因素,以及情志、起居、冷暖失调等诱因有关,通过中医辨证论治往往会收到预期的疗效。

(二)病因

患者进食后胃的容受性舒张发生障碍,胃窦及十二指肠运动协调紊乱及内脏高敏感性等因素与功能性消化不良发病有关。另外,心理、环境及社会因素可影响或加重功能性消化不良患者的临床表现。

(三)临床表现

功能性消化不良的主要症状包括上腹痛、上腹有烧灼感、餐后饱胀和早饱之一种或多种,可同时存在上腹胀、嗳气、食欲不振、恶心、呕吐等。本病常以某一个或一组症状为主,在病程中症状也可发生变化。起病多缓慢,病程长,呈持续性或反复性发作,但体征多不明显。

(四)诊断

功能性消化不良诊断标准必须包括以下一条或多条:餐后饱胀不适、有早饱感、上腹痛、上腹有烧灼感,以及没有可解释症状的器质性疾病(包括胃镜检查)的证据。诊断前症状出现至少6个月,近3个月满足以上标准。

功能性消化不良分型诊断标准:

上腹痛综合征诊断标准必须符合以下所有条件：至少为中等程度的上腹部疼痛或烧灼感，至少每周发生1次；疼痛呈间断性；疼痛非全腹性，不放射或不在腹部其他区域和（或）胸部出现；排便或排气不能缓解；不符合胆囊或奥迪括约肌疾病的诊断标准。支持诊断的条件有：疼痛可为烧灼样，但不向胸骨后传导；疼痛常由进餐诱发或缓解，但也可发生于空腹状态；可能同时存在餐后不适综合征。

餐后不适综合征诊断标准必须包括以下一条或两条：正常量进食后出现餐后饱胀不适感，每周至少发生数次；早饱感阻碍正常进食，每周至少发生数次。支持诊断的条件有：上腹胀或餐后恶心或过度嗳气；可同时存在上腹痛综合征。以上2型可有重叠。

（五）治疗

主要是中西药对症治疗，遵循综合治疗和辨证论治个体化治疗的原则。

1. 一般治疗

医务工作者应帮助患者认识、理解病情，指导其改变生活方式、调整饮食结构和习惯，祛除可能与症状发生有关的发病因素，提高患者应对症状的能力；嘱其避免食用刺激性食物和药物，不吃辛辣、肥腻、冷硬食物，避免饮用浓茶、咖啡、酒等，避免服用非甾体抗炎药；对早饱、餐后腹胀明显者，建议坚持低脂肪饮食及少食多餐。

2. 药物治疗

（1）中医药辨证论治，通过辨证加减用之。

肝气郁结证。治法：疏肝解郁、理气消滞。方药：柴胡疏肝散合越鞠丸加减。

肝气犯胃证。治法：疏肝解郁、和胃降逆。方药：四逆散合沉香降气散加减。

脾胃气虚证。治法：健脾益气、和胃降逆。方药：香砂六君子汤加减。

湿热滞胃证。治法：清热化湿、理气和胃。方药：三仁汤加减。

寒热错杂证。治法：辛开苦降、和胃开痞。方药：半夏泻心汤加减。

（2）促胃肠动力剂：适用于消化不良餐后不适综合征。可用多潘立酮，每次 10～20 毫克，每日 3～4 次；莫沙比利，每次 5～10 毫克，每日 3 次；伊托必利，每次 50 毫克，每日 3 次；替加色罗，每次 6 毫克，每日 2 次。

（3）抑酸剂：适用于消化不良上腹痛综合征。可用 H_2 受体拮抗剂，如西咪替丁，每次 200 毫克，每日 3 次；雷尼替丁，每次 150 毫克，每日 2 次；法莫替丁，每次 20 毫克，每日 2 次，口服。质子泵抑制剂，如奥美拉唑，每次 20 毫克，每日 1 次；兰索拉唑，每次 30 毫克，每日 1 次；泮托拉唑，每次 30 毫克，每日 1 次；雷贝拉唑，每次 10～20 毫克，每日 1 次；埃索美拉唑镁，每次 40 毫克，每日 1 次。

（4）胃黏膜保护剂：适用于合并慢性胃炎者。如铋剂（丽珠得乐、果胶铋等）、硫糖铝、麦滋林、施维舒、膜固思达、铝碳酸镁（达喜、威地美）等。威地美尚有抗酸和吸附胆汁的作用，伴有胆汁反流者可选用。

（5）助消化药：可将消化酶和微生态制剂作为治疗消化不良的辅助用药，特别是兼有化学性消化不良者。复方消化酶和益生菌制剂可改善与进餐相关的腹胀、食欲不振等症状。

（6）根除幽门螺杆菌治疗：对小部分有幽门螺杆菌感染的功能性消化不良患者可能有效。

（7）抗抑郁药：对伴有抑郁等心理因素者，可试用抗抑郁药，现多用选择性 5- 羟色胺再摄取抑制剂，如氟西汀、帕罗西汀、西酞普兰、舍曲林及氟伏沙明等。

（六）临证诊疗禁忌

1. 吸烟对功能性消化不良的影响

我们通常关注的是吸烟对肺的伤害，其实吸烟对全身都有危害，至于对胃有什么伤害呢？主要有以下 3 点：

（1）增加胃病的发病率：据研究发现，吸烟者溃疡病的发病率是非吸烟者的 2～4 倍。

（2）降低胃病的治愈率：有人做过比较，同时患有慢性胃炎或溃疡病的患者使用同一种药物治疗，非吸烟组的治愈率为 90%，吸烟组的仅为 63%。

（3）容易引起胃病复发：对上述两组患者停药 1 年后作比较，非吸烟组复发率为 53%，吸烟组为 84%。

吸烟引起和加重胃病的罪魁祸首是尼古丁，它能作用于迷走神经系统，破坏正常的胃肠活动，使幽门括约肌松弛，胆囊收缩，造成碱性的胆汁反流入胃，破坏胃黏膜；还可促使胃酸分泌增多，抑制前列腺素合成，从而使胃黏膜黏液减少。这些均可损害胃黏膜，导致胃病。所以，"饭后一支烟"不见得能"赛过活神仙"，要是因吸烟患上胃病或者加重胃病，就得不偿失了。

2. 饮食临证诊疗禁忌

随着生活节奏的加快和人们对饮食关注度的下降，我国消化不良群体在逐年扩大。怎样合理地进食呢？应该是三餐定时、定量，太饿时不宜一下子吃饱。胃肠道跟人是一样的，该工作的时候工作，该休息的时候要休息。如果暴饮暴食，或者饥饱无度，就会导致胃肠道一直处于工作状态，也不利于胃肠功能的调整。因此，三餐要定时定量，白天一般不提倡加餐，夜间必要时可以进食少量食物。如有饥饿感、烧心、泛酸时可以吃点东西，既可以缓解饥饿感，也可以中和胃酸以缓解烧心、泛酸等症状。但频繁进食会影响胃肠运动的正常节律，对症状的改善不会有好处。

功能性消化不良通常会有上腹痛、上腹胀、泛酸、烧心、早饱、嗳气、食欲不振、恶心、呕吐等症状。虽然一部分食物很有营养，但是可能会加重胃肠病症状。比如土豆或地瓜中含有大量的纤维素、气化酶等，虽然纤维素可使肠道中的食物增大变软，促进肠道蠕动，从而加快排便速度，防止便秘和降低患肠癌的风险，但是纤维不能被人体消化，会加重泛酸、烧心、饱胀感。这些食物进入了胃肠后，经肠道细菌充分发酵，会产生大量的硫化氢、氨气，如一时排不出去，蓄积在肠道中，便会引起胃肠胀气，严重者胀痛难忍。脂肪能够刺激胆囊收缩素的分泌，引起食管下端括约肌张力降低，促使胃食管反流，同时使胃、十二指肠压力差颠倒，造成十二指肠内容物反流入胃。由于进食过多的脂肪可延缓胃的排空，增加上腹部不适感，使胃膨胀，因此平时应注意少食肥肉。

3.进餐忌生气

我们在肚子空的时候，就会有一种饥饿的感觉，往往肚子还会咕咕地叫，这就是所谓的"饥肠辘辘"。这是生理上的一种无条件反射，它通知我们该吃饭了，或者至少也得吃点东西。我们都曾有过这样的体会，在吃饭前，明明已经感到很饿了，可是突然发生了一件不愉快的事或是与人吵嘴生气了，这时饥饿的感觉就会顿时消失。也有的时候，饭吃得正香，忽然因为某一件事而生气，这时也会吃不下饭，好像已经饱了似的，正如人们常说的"气都气饱了"。这是怎么一回事呢？中医认为，当我们刚刚开始生气的时候，是表现在肝经上的气，俗语上说就是两胁胀痛。但是真正生大气时就是拍胸口，实际上那一大口气就是憋在膻中。这就需要经常按摩一下膻中穴，气就顺了。消化不良与生气关系密切。为什么生气会影响到胃？中医学认为，怒气伤肝，肝气犯胃，致脾胃不和，升降失职。肝气太盛，脾胃失和，气胀于胃，就吃不下饭。

现代医学认为，我们的一切举动都是受大脑皮层控制的。大脑皮层在处理问题的时候，就在某一个有关的部位表现出兴奋的现象，叫兴奋灶。而这一部位兴奋的时候，其他部位就都处在抑制的状态中。当我们感到饥饿的时候，大脑皮层管理吃的部位就兴奋起来了，于是我们也就有了食欲，吃成为这时唯一的愿望，其他事情都被搁置，也就是大脑皮层的其他部位都处在抑制状态。可是，倘若在这时候发生了不愉快的事情或者生了气，大脑皮层就产生了另一个新的兴奋灶，它强化起来，并逐渐扩大，把原来管理吃的部位的兴奋灶给抑制住了，使人食欲消退，饭也就吃不下了。再一方面，如果在不正常的精神状态下就餐，会使中枢神经受到不同程度的抑制。交感神经过度兴奋，引起各种消化腺分泌减少，胃肠蠕动失调，食道、贲门、幽门等消化道关卡的括约肌强烈收缩，从而使人出现食欲锐减，并可伴有恶心、呕吐等消化道症状。

有些家长与孩子共进餐时，边吃边斥责孩子；也有些兄弟姐妹过节在一起聚会，在餐桌上因家庭琐事闹纠纷，争吵不休；还有小两口边吃饭边吵架。这些错误的就餐方式都会导致不正常的消化道症状。为了使大家愉悦地进餐，在吃饭时尽量不要谈论不愉快的事情，一定要说些轻松愉快的话题。如果已经产生了不好的情绪，要尽量调整或稳定后再进食。

如果长期在不愉快的状态下进食，就很有可能造成经常性的食欲减退，这时需要到医院就诊。一般情况下，自己调适好情志即可放心进食。由此可见，放松愉悦的心态对于健康而言，无论从哪个角度看都显得尤为重要，轻松地对待周围的一切，才能确保健康快乐的生活。

4. 功能性消化不良的预防

每天吃饭的时候，要保持轻松舒畅的心情，吃饭不要过快，也不要囫囵吞食，更不要站着或边走边吃，那样对胃都不好，很容易导致消化不良。吃饭的时候不要穿着束紧腰部的衣裤。如果是勒皮带的，可以吃饭前就把皮带适当放宽一些，让胃有足够的空间装食物。一日三餐要定时定量，尤其是早餐对人体的健康十分重要。禁止暴饮暴食，避免辛辣和富含脂肪的饮食，不能一次进食过多，而且进食的食物还不能过于生冷或过于滚烫。

二、肠易激综合征

　　郭某，女，28 岁，教师。腹泻、腹部不适 3 年，加重 2 个月。3 年前因进食不当出现腹泻，每日 3 ～ 5 次，大便前腹部不适，便后缓解，无黏液脓血便，自行服用黄连素及肠道益生菌有效。此后常因进食生冷、刺激食物出现腹泻，2 个月前出去旅游 1 次症状再次加重，腹泻每日 5 ～ 6 次，腹痛，便后痛减，有便不尽感，服上述药物无效。理化检查无明显异常，诊断为腹泻型肠易激综合征，给予口服中药治疗，嘱其调整饮食，避免食生冷刺激性食物，2 周后症状均明显减轻，继续治疗 1 个月，腹部不适、便不尽感消失，大便成形，每日 2 次。

什么是肠易激综合征呢？它是如何发病的呢？

（一）什么是肠易激综合征

　　肠易激综合征是指一种以腹痛或腹部不适伴排便习惯改变和（或）大便性状异常的功能性肠病。该病缺乏可解释症状的形态学改变和生化异常，属于中医"泄泻""便秘""腹痛"范畴。

　　肠易激综合征发病率很高，是一种最常见的功能性胃肠病。各地研究的报道显示，肠易激综合征是一种世界范围内的多发病，我国城市的患病率约为 5%，在欧美国家则为 10% ～ 20%。本病可发生于任何年龄，但以青壮年为多，多数研究显示女性发病率高于男性。肠易激综合征是继感冒之后的第二大常见疾病，美国每年治疗肠易激综合征的相关费用就达 300 亿美元。在我国，肠易激综合征患者在消化专科门诊中就诊的比例达 20% ～ 50%。

（二）病因病机

　　一般认为，肠易激综合征是一种多因素引起的疾病，病理生理学基础主要是胃肠动力和内脏感知异常，而造成这些变化的机制尚未完全阐明。已知心理社会因素与肠易激综合征发病有密切关系，目前对其病因和发病机制的研究也从多方面开展。本病的病理生理学基础主要包括以下几个方面：肠道动力和肠道平滑肌功能障碍、内脏感觉异常、脑·肠轴机制、精神心理因素、消化道激素及全肠道感染、小肠细菌过度生长或小肠菌群移位等。

本病的发生多由以下因素所致：素体脾胃虚弱或久病伤脾；饮食不节，损伤脾胃；情志不遂，肝气郁结，久则横逆犯脾；水湿不行，痰湿内阻；日久失治，损伤脾肾。诸多原因导致脾失健运，运化失司，形成水湿、痰瘀、食积等病理产物，阻滞中焦气机，造成肠道功能紊乱；肝失疏泄，横逆犯脾，脾气不升则腹胀、腹泻，腑气通降不利则腹痛，肠腑传导失司则便秘。因此，本病病位在肠，涉及肝、脾、肾三脏，脾胃虚弱和肝气疏泄障碍存在于肠易激综合征患者发病的整个过程，肝郁脾虚是导致肠易激综合征发生的重要因素。

（三）临床表现

肠易激综合征的主要临床表现是腹部不适或腹痛，与排便相关。根据罗马Ⅲ诊断标准，肠易激综合征的主要症状包括腹痛频率改变、腹痛伴排便异常、排便后腹痛缓解及黏液便等。询问患者病史时需了解：腹痛部位及其程度和频度；症状的发生与排便的关系，有无夜间出现症状以及症状与体位的关系；与进餐有无关系，有无体质下降以及营养状况变化；患者的进食行为、心理状态以及是否影响生活质量；有无重叠症状，如烧心、泛酸、焦虑、抑郁等；引起腹泻或便秘的可能病因，注意有无报警征象（包括发热、消瘦、贫血、腹部包块、频繁呕吐、呕血或黑便、年龄大于40岁的初发病者、有肿瘤家族史等）。对有"报警"征象者建议及时行相关检查，对有精神或心理障碍者也建议及时进行心理评估，明确排除器质性疾病对解释病情更为有利。

（四）诊断

进行相关检查。对初诊的肠易激综合征患者应在详细采集病史和进行体格检查的基础上有针对性地选择辅助检查。一般来说，对于情况良好、具有典型肠易激综合征症状者，粪便常规（红细胞、白细胞、隐血试验、寄生虫）为必要的检查，再视情况选择其他相关检查；也可先予以治疗，必要时再选择进一步检查。建议将结肠镜检查作为排除器质性疾病的重要手段。其他辅助检查包括全血细胞计数、粪便潜血及镜检、粪便培养、肝功能、肾功能、红细胞沉降率等生化检查、腹部超声检查和消化系统肿瘤标志物检测，必要时行腹部 CT 扫描，酌情使用钡剂灌肠检查。对诊断可疑和症状顽固、治疗无效者，应有选择地做进一步的检查，如血钙、甲状腺功能、乳糖氢呼气试验、72 小时粪便脂肪定量、胃肠通过时间测定、肛门直肠压力测定等，以指导调整治疗方案。

肠易激综合征罗马Ⅲ诊断标准。反复发作的腹痛或不适，最近 3 个月内每个月至少有 3 天出现症状，合并以下 2 条或多条：排便后症状改善；发作时伴有排便频率改变；发作时伴有粪便性状（外观）改变。诊断前症状出现至少 6 个月，近 3 个月满足以上标准。

对于肠易激综合征的诊断多依赖于临床症状，"报警"症状不能归咎于肠易激综合征，但可伴随发生；如果无"报警"症状，不需过多检查即可做出诊断。由于患者临床表现个体差异性大，根据肠易激综合征患者的主要症状特点以及病理生理基础将其分为 4 个亚型，对临床治疗有一定帮助。在肠易激综合征的诊断中还要注意与功能性消化不良等胃肠功能性疾病的鉴别。

（五）治疗

1. 心理治疗

建立良好的医患关系，告知患者肠易激综合征是一种良性的功能性疾病，纠正其恐惧心理。对部分伴有抑郁、焦虑等心理因素的患者，可通过心理测评给予评估，阻断心理因素与临床症状之间的恶性循环，调整患者的情绪和行为，使其建立合理、规律的生活方式，以改善患者的临床症状和生活质量。

2. 饮食治疗

健康平衡的饮食习惯有助于减轻患者胃肠功能紊乱的症状。建议患者对既往饮食种类进行认真回顾及评估，尽量避免可能产生胃肠不适的食物。一般应避免过量的脂肪和刺激性食物（如咖啡、浓茶、酒精等）及产气食物（如豆制品、洋葱等）的摄取，对某些食物不耐受明显者必须禁食该食物。关于饮食中纤维素含量问题，应根据病情需要和个体情况来确定。

3. 中医药治疗

如痛泻要方、柴胡疏肝汤、承气汤类、黄芪建中汤、丹栀逍遥散、参苓白术散、三仁汤、温胆汤等，均可通过整体观念、辨证论治的方法加减运用，临床疗效往往事半功倍。

4. 西药治疗

解痉剂：钙离子通道阻滞剂。此类药物适用于治疗腹泻型或痉挛性便秘的肠易激综合征患者。常用匹维溴胺，每次50毫克，每日3次，口服；奥替溴胺，每次40毫克，每日2～3次，口服。多离子通道调节剂。此类药物可直接作用于细胞膜多离子通道，对平滑肌运动具有双向调节作用，故适用于各型，特别是混合型和不定型肠易激综合征患者。如马来酸曲美布汀（商品名瑞健、援生力维、诺为等），每次100毫克，每日3次，口服。抗胆碱能药。选择性毒蕈碱受体拮抗剂，适用于腹痛和肠鸣亢进的患者。常用山莨菪碱，每次5～10毫克，每日3次，口服；东莨菪碱，每次10～20毫克，每日3次，口服；毒蕈碱 M_1 受体拮抗剂哌吡氮平，每次50毫克，每日2次，口服。

促动力剂：适用于腹胀、胀气和便秘型肠易激综合征患者。常用西沙必利或莫沙必利，均每次5～10毫克，每日3次，口服；伊托必利，每次50毫克，每日3次，口服。

通便剂：对便秘型肠易激综合征患者可使用容积性泻剂，如聚卡波非钙，每次1克，每日3次；亦可选用甲基纤维素、欧车前制剂，或渗透性轻泻剂如聚乙二醇、乳果糖等。刺激性泻剂应慎用。

止泻剂：可用于腹泻型肠易激综合征患者，如洛哌丁胺，每次 2 毫克，每日 3 ~ 4 次，口服；复方苯乙哌啶，每次 1 ~ 2 片，每日 2 ~ 3 次，口服；思密达，每次 3 ~ 6 克，每日 3 次。

抗抑郁药：对伴有抑郁等心理因素者，可使用抗抑郁药，现多用选择性 5-羟色胺再摄取抑制剂。

内脏止痛剂：以下各药均有降低内脏敏感性的作用。生长抑素及其类似物如奥曲肽，每次 100 微克，皮下注射。$5-HT_4$ 受体阻滞剂，如替加色罗，具有促动力和降低内脏感觉敏感性的双重作用，但应注意其可引起心血管不良反应。$5-HT_3$ 受体阻滞剂，如阿洛司琼，每次 1 毫克，每日 2 次，口服。但应注意本品有引起缺血性结肠炎的不良反应。

胃肠微生态制剂：适用于伴有肠道菌群失调的肠易激综合征患者。常用药物有思连康、培菲康、金双歧、丽珠肠乐、整肠生等。

（六）临证诊疗禁忌

1.生活起居

一般来讲，肠易激综合征没有标准或固定的治疗方式。对患者而言，除了配合医生的药物治疗以控制病情外，还要注意日常生活的调养，如已确诊，应放下思想包袱，振作精神。首先，要改善自己的生活方式，起居要有规律，尽量不要熬夜或日夜颠倒。其次，生活要张弛有度，不要过分紧张焦虑，调整工作节奏，保持心情舒畅，避免精神与体力的过度疲劳。再次，适当参加文体活动，积极锻炼身体，增强体质，远离疾病，享受健康生活。最后，定期体检。本病一般不危及生命，但值得注意的是，患者的这些慢性病症状，很容易掩盖新发生的肠道恶性病变。为此，应提高警惕，定期体检，随时注意对并发器质性病变的早期诊断和治疗。

2.饮食方面

俗话说"病从口入"，对于肠易激综合征的预防，一定要把好饮食关。对可疑的过敏性食物如虾、蟹、牛奶、花生等尽量不食用或少食用，对生冷、冰冻、辛辣、油腻的食物尽量不食用。同时避免食用粗糙、刺激性食物，避免泻药及理化因素对肠道的刺激。少食多餐，细嚼慢咽，选择容易消化、富于营养的食品。少饮碳酸饮料，养成良好的饮食习惯。

（1）避免生冷、油腻及产气食品，如奶制品、大豆及其制品、洋葱、葡萄干等。宜详细了解自己的饮食习惯及与症状发生的关系，哪些食物能吃、哪些食物不能吃，则应因人而异，可根据自己的经验而定。

（2）忌饮酒。

（3）腹泻者少食含纤维素较多的蔬菜和水果，便秘者则可多食富含纤维素的蔬菜、水果等食物。

（4）在秋季，患者受凉容易腹泻，应少吃西瓜、冷饮和油炸食品以及隔夜食品等易引起腹泻的食物。在饮食结构方面要注意多种营养成分的搭配，并注意多饮水。可进食某些健脾食品，如山药、扁豆、莲心、百合、红枣等，可缓解肠易激综合征的症状。

3. 精神调节

肠易激综合征多在人们情绪紧张、疑虑恐惧、抑郁寡欢等因素存在时发病，因此，避免精神刺激、解除紧张情绪、保持乐观态度是预防本病的关键。

参考文献：

［1］中国中西医结合学会消化系统疾病专业委员会．功能性消化不良的中西医结合诊疗共识意见（2010）［J］．中国中西医结合杂志，2011，31（11）：1545-1549.

［2］中华医学会．临床诊疗指南：消化系统疾病分册［M］.北京：人民卫生出版社，2005.

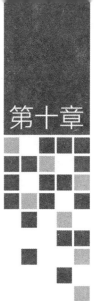

第十章

■ 腹泻

李某，女，学生，20岁。患者来就诊的主诉是腹痛、腹泻，自述每日腹泻少则4～5次，多则7～8次，且腹痛则腹泻，泻则痛减，症状持续已有2年。通过望诊，医生发现患者两颧、颊部有大量的痤疮，凹凸不平，色赤，遂问其每次大便是否恶臭。患者说奇臭难闻。医生诊断其为积滞内停，气机郁滞，邪热郁胃。《中藏经》说："胃热则面赤如醉人。"故判断为阳明有积热，问诊得知大便是恶臭，从而推断为阳明积滞内停，壅而化热，循经上攻于面部，则发为痤疮。积滞内停，大便必腐臭难闻，泻则积滞暂减，故泻则痛减。医生给她以痛泻要方为主随证加味，并告诉她不能吃辛辣的食物。调理不到1个月的时间，患者腹痛、腹泻症状消除，面部痤疮明显好转，大便成形，也没有以往的恶臭味了。

什么是腹泻呢？我们平时应该注意些什么呢？

一、什么是腹泻

腹泻是一种常见症状，俗称"拉肚子"，是指排便次数明显超过平时习惯的频率，粪质稀薄，水分增加，每日排便量超过200克，可含未消化食物或脓血、黏液。腹泻常伴有排便急迫感、肛门不适、失禁等症状。腹泻分急性和慢性两类，急性腹泻发病急剧，病程在2～3周之内，慢性腹泻指病程在2个月以上或间歇期在2～4周内的复发性腹泻。

据世界卫生组织统计，全世界每年感染腹泻的病人达40亿人次之多，我国每年腹泻发病数为8.36亿人次，其中儿童与老年人口所占比例较高，尤其是在夏秋季发病更加频繁。有人认为，每个人一生中都会发生多次腹泻，"拉肚子"就像普通感冒一样常见，发生腹泻时自己吃点止泻剂就可以了。这种观念是错误的。虽然腹泻很常见，但并不等于是个小问题。调查表明，发展中国家每年因急性腹泻死亡的人数达1 000万，因此，一旦发生腹泻特别是严重的急性腹泻，应该及时到医院就诊，查明病因后予以针对性治疗，以免引起严重脱水、中毒性休克。如果对腹泻麻痹大意、不予重视，很容易错过腹泻背后隐藏的病情，贻误治疗。

腹泻的危害：急性腹泻能引起营养不良、贫血、抵抗力降低、维生素缺乏、水和电解质失调及酸碱平衡紊乱。慢性腹泻可导致肛门直肠周围脓肿，形成肛瘘，可致肛裂，形成嵌顿痔或致炎性外痔，长期腹泻还可导致直肠脱垂等一系列病变。老年人急性腹泻易出现低血糖、心脏和脑血管意外等并发症，血糖过低还可引起深度昏迷和猝死。腹泻时大量水分丧失，会使人体处于脱水状态，导致血容量减少，血液黏稠度增加，血流缓慢，容易形成血栓并堵塞血管。钠、钾、钙、镁等可维持血液电解质和酸碱平衡、神经传导功能和心跳节律，腹泻时这些阳离子缺乏，可引起严重的心律失常，这对患有心血管疾病的老年人更为不利。因此，大家应该重视腹泻。

二、病因

（一）急性腹泻

1. 细菌

在发展中国家，肠道细菌和寄生虫感染比病毒感染更普遍，发病的高峰期常在夏季。致泻性大肠杆菌感染在发展中国家较普遍，所有致泻性大肠杆菌均可导致儿童发病；在发达国家，肠出血性大肠杆菌是更常见的致病因子。

2. 病毒感染

人体通过食物或其他途径感染多种病毒后易引起病毒性腹泻，如感染轮状病毒、诺瓦克病毒、柯萨奇病毒、埃可病毒等，会出现腹痛、腹泻、恶心、呕吐、发热及全身不适等症状。

3. 寄生虫

引起急性腹泻的寄生虫有肠贾第鞭毛虫、小隐孢子虫、溶组织阿米巴和环孢子虫等，在发展中国家，它们是儿童腹泻的常见病因，罕见于发达国家——通常限于旅行者。肠贾第鞭毛虫在发达国家儿童中发病率较低（约2%～5%），但在发展中国家高达20%～30%。隐孢子虫属和环孢子虫常见于发展中国家儿童，通常无症状。

4. 食物中毒

是由于进食被细菌及毒素污染的食物，或摄食未煮熟的扁豆等引起的急性中毒性疾病。变质食品、被污染的水源是主要传染源，不洁的手和餐具及带菌苍蝇是主要传播途径。患者可出现呕吐、腹泻、腹痛、发热等急性胃肠道症状。

5.喜食生冷食物

常饮冰镇啤酒，结果可导致胃肠功能紊乱，肠蠕动加快，引起腹泻。

6.消化不良

饮食无规律、进食过多、进食不易消化的食物，或者由于胃动力不足导致食物在胃内滞留，引起腹胀、腹泻、恶心、呕吐、泛酸、烧心、嗳气（打嗝）等症状。

7.着凉

夏季炎热，人们喜欢待在空调房内或开着空调睡觉，这样腹部很容易受凉，致使肠蠕动加快，导致腹泻。

（二）慢性腹泻

慢性腹泻的病程在 2 个月以上，病因比急性腹泻更复杂，因此诊断和治疗有时很困难。

1.肠道感染性疾病

（1）慢性阿米巴痢疾。

（2）慢性细菌性疾病。

（3）肠结核。

（4）梨形鞭毛虫病、血吸虫病。

（5）肠道念珠菌病。

2.肠道非感染性炎症

（1）炎症性肠病（克罗恩病和溃疡性结肠炎）。

（2）放射性肠炎。

（3）缺血性结肠炎。

（4）憩室炎。

（5）尿毒症性肠炎。

3. 肿瘤

（1）大肠癌。

（2）结肠腺瘤病（息肉）。

（3）小肠恶性淋巴瘤。

（4）胺前体摄取脱羧细胞瘤、胃泌素瘤、类癌、肠血管活性肠肽瘤等。

4. 小肠吸收不良

（1）原发性小肠吸收不良。

（2）继发性小肠吸收不良。

三、临床表现

起病急，可伴发热、腹痛。病变位于直肠和（或）乙状结肠的患者多有里急后重感，每次排便量少，有时只排出少量气体和黏液，颜色较深，多呈黏冻状，可混有血液。病变位于小肠的腹泻患者无里急后重感，粪便不成形，可呈液状，色较淡，量较多。慢性胰腺炎和小肠吸收不良者，粪便中可见油滴，多泡沫，含食物残渣，有恶臭。由霍乱弧菌所致的腹泻患者，粪便呈米泔水样。由血吸虫病、慢性痢疾、直肠癌、溃疡性结肠炎等引起的腹泻患者，粪便常带脓血。

四、检查

（一）血常规和生化检查

可了解患者有无贫血、白细胞增多和糖尿病以及电解质紊乱和酸碱失衡的情况。

（二）粪便检查

新鲜粪便检查是诊断急、慢性腹泻病因的最重要步骤，可发现出血、脓细胞、原虫、虫卵、脂肪瘤、未消化的食物等。隐血试验可检出不显性出血。粪培养可发现致病微生物。

（三）X线检查

X线钡剂检查和腹部平片可显示胃肠道病变、肠道动力状态等。

（四）选择性血管造影和CT检查

对诊断消化系统肿瘤如肝癌、胰腺癌等尤有价值。

（五）内镜和活组织病理检查
（六）小肠吸收功能试验
（七）血清及尿中胃肠道激素与化学物质测定

五、诊断

结合患者病史、症状、体征及发病季节、流行情况等方面综合判断，有助于进一步推测导致腹泻的原因。

（一）重视病史和临床表现

1. 了解腹泻的起病情况

了解患者是否有不洁饮食史，是否在参加旅行、聚餐后发生，是否进食高脂味重的饮食，是否有情绪紧张、焦虑。了解腹泻的次数和大便量，这对判断腹泻的类型及病变部位有帮助。例如，分泌性腹泻患者的大便量常超过1升，而渗出性腹泻患者的粪便量远少于此。大便次数多而量少与直肠激惹有关，量多而次数少则显示病变部位较高。

2. 了解同食聚餐者

有无群集发病的现象，如同桌进餐者同时发病往往为食物中毒。了解地区和家族中发病的情况，以便对其发病是否属于流行病、地方病、遗传病及时做出判断。

3. 了解腹泻加重或缓解与哪些因素有关

如与进食、食油腻食物的关系，以及禁食、使用抗生素有无作用等。

4. 重视年龄、性别、籍贯、职业等一般资料的采集

（1）从年龄分析：儿童腹泻原因多为轮状病毒感染、双糖酯酶缺乏症、先天性失氯性腹泻、肠系膜淋巴结核和胰腺纤维囊性变，青壮年腹泻原因多为功能性腹泻与溃疡性肠结核，中年或老年腹泻原因常为结肠癌。

（2）从性别分析：甲状腺功能亢进症引起的功能性腹泻多见于女性，而结肠憩室与结肠癌引起的腹泻多见于男性。

（3）从籍贯和职业分析：居住于长江中下游一带的农民与渔民因频繁与疫水接触，腹泻时应考虑有血吸虫感染的可能。

5. 了解病程长短

起病急、病程短而腹泻次数频繁者，应考虑为以下原因引起的腹泻，如轮状病毒感染、沙门氏菌感染、细菌性痢疾、副溶血性弧菌感染、葡萄球菌肠毒素性食物中毒、阿米巴肠病、肠变态反应性疾病以及药物作用和化学中毒等。若病史超过2年者，则结肠癌引起的可能性就较小；若病史达数年至数十年之久，常见于功能性腹泻、血吸虫病、溃疡性结肠炎及克罗恩病；若腹泻呈间歇性发作，常见于功能性腹泻、吸收不良综合征及结肠憩室炎等。

6. 综合排便情况、粪便性状与腹痛性质考虑

（1）如病人便意频繁，有里急后重感，每次排便量少，有时甚至只排出一些气体或少量黏液而无粪质，粪便色较深，呈糊状、黏液样便，含或不含肉眼可见的血液，臭气不重，伴下腹或左下

腹持续性疼痛，腹痛于便后可稍缓解，这种腹泻病变位于直肠和（或）乙状结肠。

（2）若腹泻时无里急后重感，粪便色淡、量多，呈水样、多泡沫或油腻状，有恶臭，无肉眼可见的血和脓，但含有不消化的食物残渣，伴脐周围或局限于右下腹部间歇性绞痛，肠鸣音亢进，这种腹泻病变位于小肠。

（3）若24小时排便次数在10次以上，甚至达数十次的急性腹泻，常见于急性感染引起的分泌性腹泻（如霍乱）和渗出性腹泻（如细菌性痢疾）。而每天排便几次的慢性腹泻可见于许多疾病，如慢性细菌性痢疾、慢性阿米巴肠病、血吸虫病、溃疡性结肠炎、直肠癌、结肠癌以及肠易激综合征等。

（4）若腹泻与便秘交替发生，可见于溃疡性肠结核、结肠癌、不完全性肠梗阻、结肠憩室炎、便秘而有服泻药习惯者和肠易激综合征。

（5）若腹泻与进有关，禁食后可止泻，则与肠内容物渗透压升高、黏膜通透性异常和肠蠕动加速有关。

（6）若在清晨或餐后发生腹泻，常见于肠易激综合征；若夜间腹泻，使患者从睡梦中惊醒，常提示由器质性疾病引起。

7.综合分析全身症状

若腹泻伴有发热者，应首先考虑引起肠道感染的各种原因，也应除外溃疡性结肠炎、克罗恩病及晚期肠道癌肿。若患者显著消瘦或营养不良，常见于小肠性腹泻，如胰源性腹泻、胃肠道有短路形成或其他吸收缺陷病变等，少见于结肠性腹泻，结肠癌可出现恶病质。若腹泻伴有失眠、健忘、注意力不集中等，且症状常随情绪转移而可用暗示暂时缓解，这种腹泻常见于肠易激综合征。

8.掌握病后一般情况变化

功能性腹泻、下段结肠病变对患者影响较小，而器质性疾病（如炎症、肿瘤、肝胆胰疾病）及小肠病变对患者的影响较大。

9.注意发病的季节

小儿腹泻发生在秋冬季，以轮状病毒肠炎可能性大。成人腹泻发生在 5 ~ 6 月以成人型轮状病毒肠炎可能性大，发生在夏季以产肠毒素性大肠杆菌肠炎可能性大。

10.认真查腹部体征并分析慢性腹泻病人

如腹部可触及包块，常提示肿瘤或炎症性疾病。若包块位于左下腹，应怀疑左半结肠癌、乙状结肠憩室炎或癌肿造成肠腔狭窄引起的粪块壅积。若包块位于右下腹，应怀疑右半结肠癌、阿米巴或血吸虫病性肉芽肿、肠结核、克罗恩病与肠放线菌病。结肠炎与结肠周围炎形成的包块较癌肿软，且压痛明显。结肠痉挛时可触及肠段时现时消，并不经常存在，可与器质性病变造成的包块相鉴别。若腹部压痛明显，可见于克罗恩病、结肠憩室炎及盆腔或阑尾脓肿。若腹部膨隆并伴有肠鸣音亢进，常提示存在肠梗阻。

（二）体格检查要细致

1.望诊

了解全身状况、皮疹情况、精神状况、体态、体重等。

2.触诊

以手检查腹部，了解疼痛、包块等的性质，同时应尽量作直肠指诊。直肠指诊简便易行，可以发现肛周有无病变以及直肠有无狭窄、癌肿或粪石，故直肠指诊对于直肠癌引起腹泻的病人具有直接诊断的重要价值。当手指触及坚硬而不能移动的结节状肿块时，若指套染有血迹，常提示为直肠癌。

3.听诊

可了解肠蠕动情况。

（三）实验室检查

1.常规检查

血常规和生化检查可了解患者有无贫血、白细胞增多和糖尿病以及电解质紊乱和酸碱失衡的情况。

新鲜粪便检查是诊断急、慢性腹泻病因的最重要步骤，可发现出血、脓细胞、原虫、虫卵、脂肪瘤、未消化的食物等。隐血试验可检出不显性出血。粪培养可发现致病微生物。鉴别分泌性腹泻和高渗性腹泻有时需要检查粪电解质和渗透性。

2. 小肠吸收功能试验

（1）粪脂测定：粪脂量超过正常值时反映脂肪吸收不良，可因小肠黏膜病变、肠内细菌过度生长或胰外分泌不足等引起。

（2）D-木糖吸收试验：结果呈阳性者反映空肠疾病或小肠细菌过度生长引起的吸收不良。在仅有胰腺外分泌不足或仅累及回肠的疾病中，D-木糖吸收试验结果可正常。

（3）维生素 B_{12} 吸收试验：在回肠功能不良或切除过多、肠内细菌过度生长及恶性贫血时，尿中维生素 B_{12} 排泄量低于正常值。

（4）胰功能试验：功能异常时表明小肠吸收不良是由胰腺疾病引起的。

（5）呼气试验

① ^{14}C-甘氨酸呼气试验。在回肠功能不良或切除过多或肠内细菌过度生长时，肺呼出的 $^{14}CO_2$ 和粪排出的 $^{14}CO_2$ 明显增多。

②氢呼气试验：在诊断乳糖和其他双糖吸收不良、小肠内细菌过度生长或小肠传递过速方面有一定价值。

（四）影像诊断

1.X 线检查

X 线钡餐、钡灌肠检查和腹部平片可显示患者胃肠道病变、运动功能状态及胆石、胰腺或淋巴结钙化情况。选择性血管造影和 CT 对诊断消化系统肿瘤尤有价值。

2. 内镜检查

直肠镜、乙状结肠镜以及活组织检查操作简便，对相应肠段癌肿有早期诊断价值。通过纤维结肠镜检查和活检可观察并诊断全结肠和末端回肠的病变。小肠镜的操作不易，可观察十二指肠和空肠近段病变并做活检。怀疑有胆道和胰腺病变时，经内镜逆行胰胆管造影（ERCP）检查有重要价值。

3.B 型超声扫描

为无创性和无放射性检查方法，宜优先采用。

4. 小肠黏膜活组织检查

对弥漫性小肠黏膜病变，如热带性口炎性腹泻、乳糜泻、肠性脂质营养不良、弥漫性小肠淋巴瘤（α - 重链病）等，可经口插入小肠活检管吸取小肠黏膜做病理检查，以确定诊断。

六、治疗

对于本病，针对病因治疗和对症治疗都很重要。在未明确病因之前，要慎重使用止痛药和止泻药，以免掩盖症状造成误诊，延误病情。

（一）中医药治疗

治疗应以运脾化湿为原则。暴泻以湿胜为主者，宜重用化湿，佐以分利，再根据寒湿和湿热的不同，分别采用温化寒湿与清热化湿之法。挟有表邪者，佐以疏解；挟有暑邪者，佐以清暑；兼有伤食者，佐以消导。久泄以脾虚为主者，当予健脾。因肝气乘脾者，宜抑肝扶脾；因肾阳虚衰者，宜温肾健脾；中气下陷者，宜升提；久泄不止者，宜固涩。暴泻不可骤用补涩，以免固闭其邪；久泻不可妄投分利，以免劫其阴液。

（二）病因治疗

1. 抗感染治疗

根据不同病因，选用相应的抗生素。

2. 其他

如乳糖不耐受症患者不宜用乳制品，成人乳糜泻患者应禁食麦类制品，慢性胰腺炎患者可补充多种消化酶，药物相关性腹泻应立即停用有关药物。

（三）对症治疗

1. 一般治疗

纠正水和电解质、酸碱平衡紊乱和营养失衡。酌情补充液体，补充维生素、氨基酸、脂肪乳剂等营养物质。

2. 黏膜保护剂

如双八面体蒙脱石、硫糖铝等对保护消化道黏膜有一定作用。

3. 微生态制剂

如双歧杆菌可以调节肠道菌群。

4. 止泻剂

根据具体情况选用相应止泻剂。

5. 其他

山莨菪碱、溴丙胺太林、阿托品等具有解痉作用，但患有青光眼、前列腺肥大、严重炎症性肠病者应慎用。

七、临证诊疗禁忌

（一）腹泻患者饮食临证诊疗禁忌

急性腹泻期脱水过多者应补充水分。病情缓解后，可给患者细软少油的米汤、稀粥、面以及淡茶水、果汁等。这些食物既易于消化吸收，又可补充热量和维生素。一些粗质通便的蔬菜和易使肠胀气的豆类不宜吃。慢性腹泻由于拖的时间长，易造成体内多种营养素缺乏，而使肠道处于病变之中，因此补充营养要精心配制。

腹泻患者应食少油腻、少渣、高蛋白、高热能、高维生素半流质食物。少吃多餐，可食蒸蛋、肉泥、鱼、面条、菜泥、苹果、香蕉等食物，隔夜食物要煮沸消毒后再吃。

腹泻以后要特别注意的是合理的补充水分，这样才能够有效地减轻腹泻症状。

（二）不同时期的营养饮食调理

1. 发病初期

腹泻患者的饮食应以能保证营养而又不加重胃肠道病变部位的损伤为原则，一般宜选择清淡流质饮食，如浓米汤、淡果汁和面汤等。

2. 急性腹泻期

患者需要暂时禁食，脱水过多者需要输液治疗。

3. 缓解期

患者排便次数减少后，可进食少油的肉汤、牛奶、豆浆、蛋花汤、蔬菜汁等流质饮食，以后可逐渐进食清淡、少油、少渣的半流质饮食。

4. 恢复期

患者腹泻完全停止时，应以细、软、烂、少渣、易消化食物为宜。如食欲旺盛，就少食多餐。要少吃甜食，因为糖类易发酵和导致胀气。肠道发酵作用很强时，可吃些淀粉类食物。每天都应吃些富含维生素 C 的食物，还可饮用强化维生素 C 的果汁，以保证足够的维生素 C 供应。

（三）临证诊疗禁忌食物

1. 蔬菜类

荠菜、韭菜、芹菜、洋葱、丝瓜、青椒、毛豆、生菜、金针菜、四季豆、苦瓜等食物属多渣多纤维类，不容易被消化和吸收或者根本就不能被吸收。

2. 海鲜

这类食物对某些人来说确实是引起腹泻的因素。这样的症状很有可能是属于过敏性肠炎，应该查一下过敏源。对引起过敏的食物注意不吃或少吃，就会减少由于过敏性肠炎发作而引起的腹泻症状。

3. 油腻、辛辣饮食

这类食物是腹泻的诱因之一，所以在腹泻的时候当然是不能再吃的，否则会加重症状。

4. 甜食

因糖类易发酵和胀气。

5. 生冷饮食

炎酷暑天，很多人喜欢喝冰水、吃冰淇淋及寒凉食物来消暑。体内温度的骤然变化会造成胃肠黏膜不同水平的伤害，轻者胃肠难受，重者胃肠出血。胃肠道遭到这种极端刺激，会造成其吸收食物的功能障碍，引发腹泻。

（四）腹泻的预防

1. 饮用水卫生

饮用水煮沸后，可杀灭致病微生物。

2. 讲究食品卫生

食物要生熟分开，避免交叉污染。吃剩的食物应及时储存在冰箱内，但储存时间不宜过长，食用前要加热，以热透为准。尽量少食用易带致病菌的食物，如贝壳类、螃蟹等，食用时要煮透蒸熟。生吃、半生吃、酒泡、醋泡或盐腌后直接食用的方法都不可取，吃凉拌菜时不妨加点醋和蒜。

3. 注意手部的卫生

饭前、便后要将手洗净。

4. 注意清洁环境

及时进行灭蝇、灭蟑活动。

5. 要尽量减少与腹泻病人的接触

特别是不要与其共用餐饮用具。

（五）用药临证诊疗禁忌

有人认为，腹泻必然是由于胃肠道细菌感染，因而一旦遇到腹泻便使用抗生素来治疗，如黄连素、庆大霉素、环丙沙星、氟哌酸等。临床上也碰到许多患者一"拉肚子"就要求医生开抗生素。是不是所有腹泻的患者都要用抗生素才能治好呢？其实不然。研究表明，我国的腹泻患者有30%需用抗生素来治疗，其余的70%不需要也不应该用抗生素治疗。不仅非感染性腹泻不需要用，就是感染性腹泻也有大约一半的患者不需要用抗生素治疗。因为不少感染性腹泻属于自限性疾病，有自愈倾向，可以通过机体防御机制及肠道菌群的生长以抑制致病菌，故患者千万不要自作主张滥用抗生素。

霍乱、痢疾和一部分由大肠杆菌感染所引起的肠炎确实是细菌感染，治疗时常常需应用抗菌药物。然而，腹泻未必全是细菌感染胃肠道所致，如：腹部受凉引起肠蠕动加快；对牛奶及其制品、鱼、虾及蟹等食物过敏引起肠的变态反应；胰腺外分泌功能不足、胰腺癌等；胆汁排出减少、双糖酶缺乏使肠腔内存在大量未经消化而不能被吸收的溶质，引起高渗性腹泻；外出旅行或迁居外地生活，有的人因为生活环境的改变使肠道内正常菌群的生存环境发生了变化，从而发生了"菌群失调症"而引起厌食、呕吐、腹痛甚至腹泻不止等症状；有些婴儿因饮食不当、辅食增加过快或过多造成的腹泻等。诸如此类腹泻便没有细菌感染存在。婴幼儿秋冬季腹泻和夏季"流行性腹泻"系病毒感染所引起，而霉菌性肠炎是由与各种普通细菌特性完全不同的一类霉菌引起的。既然病原不同，治疗方法就不应该完全相同，所以应用抗菌药物应当慎重。

许多抗生素，尤其是口服后，均可引起不同程度的胃肠道不良反应，如恶心、呕吐、腹泻或食欲下降，甚至影响肝脏、肾脏和造血功能，其中以广谱抗生素引起的胃肠道不良反应较为严重。其原因除化学刺激因素外（化学刺激性与剂量有关），还有一个重要因素是广谱抗生素可引起体内的菌群失调而导致二重感染。

所谓菌群失调症是指肠道原有的正常菌群的协调关系被打破，而感染了更为严重的病原菌。也就是说，其中的耐药性金黄色葡萄球菌和革兰阴性杆菌是二重感染的主要病原菌。在正常情况下，人们处于一个庞大的微生物生存的环境中，人体的皮肤黏膜和与外界相通的腔道，如口腔、鼻、咽、肠道等处，都寄生着一定数量的细菌。这些数量繁多的细菌，与人体既相互依存又相互制约，对人体不但无害，反而有益，被称为正常菌群。其中肠道的正常菌群在食物的消化和吸收过程中起着重要的促进作用，而且还对危害人体健康的致病菌有着强大的抑制作用，可以有效地抑制它们的生长繁殖，这对人体来说，是非常重要的，在医学上称为生态平衡。这种平衡被破坏后，较常见的是继发霉菌性肠炎、伪膜性肠炎，二重感染往往会加重腹泻，严重者甚至出现血浆凝固酶阳性的耐甲氧西林金黄色葡萄球菌肠炎（该病死亡率很高），还有可能使急性腹泻转为慢性腹泻，增加治疗的难度。大量的临床资料显示，各种抗生素均在应用若干年后疗效逐步下降，使包括腹泻在内的多种疾病的治疗变得困难。

广谱抗生素的应用使肠道内很多细菌受到抑制，这些细菌中有些具有合成 B 族维生素和维生素 K 的能力，因此，菌群失调后就可能导致维生素 B 复合物缺乏，可出现恶心、呕吐、腹泻等胃肠道症状。因此，不滥用抗生素是临床上治疗腹泻的一条重要原则。

参考文献：

［1］M.Farthing，G.Lindberg，P.Dite，等 . 急性腹泻［R］.

邓燕勇，於亮亮，译.2008.

[2] 缪晓辉，冉陆，张文宏，等.成人急性感染性腹泻诊疗专家共识[J].中华消化杂志.2013，33（12）：793-802.

[3] 王晓华，夏文涵，王晓刚，等.肠道菌群失调症的研究进展[J].实用临床医学，2007，8（8）：136-138.

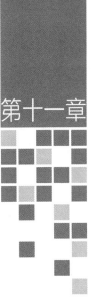

第十一章

便秘

|案例| 68 岁的老王便秘已经多年，儿子多次劝他到医院做个肠镜检查，老王害怕受不了，不愿意去医院看，在药店买了几瓶果导片，严重时就吃几片。今年 2 月，老王左下腹部出现一个硬块，而且便秘加重。家人送他到医院检查，发现已是结肠癌晚期。老王很是不解：自己只是便秘怎么就会变为结肠癌晚期呢？

便秘是临床常见疾病，其中老年人发病率较高，人们对便秘在认识上存在误区，觉得便秘是小病，不值得去医院，在家随便买点泻药吃就行了。其实，便秘给人体健康带来的危害是不可忽视的。我们都知道，人体内的毒素主要是通过粪便排出体外。长期便秘，体内毒素不能及时排出，可诱发炎症、肿瘤等疾病。老年人中多患有心脑血管等慢性疾病，便秘常常会导致心脑血管意外、肠憩室病、肠梗阻等并发症的发生和加剧，严重影响老年人的生活质量。便秘其实是一种多科疾病，饮食、疾病、药物、精神等因素都可能导致便秘，但主要原因可归结为两种：一是器质性病变引起的便秘，如肿瘤、炎症、结核、息肉等；二是功能性便秘，如结肠动力功能低下、排空紊乱、肠道蠕动功能减退等。

便秘患者应该及时到医院进行检查，确定便秘病因。如果不做检查就在家自行吃药，短期内可能有一定效果，但可能掩盖病情，像老王一样贻误治疗时机可就得不偿失了。

一、什么是便秘

便秘是指大便次数减少，一般每周少于 3 次，由于粪便在肠腔内停留时间过长，大量水分被肠壁吸收，导致大便干结、排便困难。便秘是一种常见的复杂症状，必须结合粪便的性状、本人平时的排便习惯和排便有无困难做出有无便秘的判断。便秘的病因多样，但以肠道疾病多见。对某些患者群体，比如老年人，便秘是一个严重的健康问题。但是在大多数患者中，慢性便秘是一种虽令人烦恼但并不威胁生命或导致衰弱的疾病，在初级医疗中通过经济有效的方法可以控制症状。

便秘有两种病理生理学机制，两者在本质上是不同的，但是存在重叠：传输障碍和排便障碍。前者可能继发于后者，后者有时也继发于前者。

二、易发人群

（一）饮水不足的人

由于有些人忙起来顾不上喝水，导致肠道内干燥，肠内食物残渣就不容易排出。有些人即使补了水，便秘问题也没有得到改善，可能是因为饮水方式不正确。喝水时要一口一口地慢慢喝，使水几乎全部吸收入血，通过尿液排出体外。因此，建议大家多喝水，特别是在早上起床后。

（二）久坐不动的人

久坐不动的人，因身体缺乏运动，就会使肠道肌肉变得松弛，蠕动功能就会减弱。再加上女性腹肌天生较弱，送便排出的力量小，因此容易出现便秘。建议久坐的人多运动，特别是坐办公室的女士们。

（三）饮食中缺少粗纤维的人

在外进餐、不规律进食、无暇顾及均衡营养的摄取，经常会导致人体粗纤维食物的摄入量不足，这种情况很容易发生便秘。建议饮食中缺少粗纤维的人多吃些蔬菜和粗粮。

（四）过度劳累、精神紧张的人

过度劳累、精神紧张会抑制肠蠕动和消化液分泌，导致消化不良，引起便秘。对这种情况的人建议多休息。

（五）排便习惯不好的人

现代社会大多数人由于工作紧张忙碌，或早晨时间紧迫，有了便意也不及时排便，常常忍着，导致直肠感觉神经变得迟钝，出现习惯性便秘。

（六）孕妇

怀孕以后人体胃酸分泌减少，胃肠道平滑肌张力降低，蠕动能力减弱，同时由于腹壁肌肉张力减弱，大肠对水分的吸收增加，所以孕妇更容易发生便秘。

三、诱发因素

近年来患便秘的中青年人的数量呈明显上升趋势。工作压力大、过度紧张、缺乏锻炼、长期坐办公室、周围环境所受的污染越来越严重、化学药品越用越多等，种种原因导致便秘发生率越来越高。大部分人认为这不过是种小毛病，无关紧要。其实，便秘的危害极大，如果不及早治疗会引发一系列的疾病，尤其对于患有心脑血管疾病的人及孕、产妇来说，便秘更是不可忽视的敌人。

（一）膳食纤维摄入量不足

随着我国经济的发展和人们生活水平的提高，人们对于动物性食物的消费越来越多，谷类食物吃得越来越少，且以精米、精面为主。由于食物过于精细，人体膳食纤维的摄入量减少，使得肠道蠕动缓慢、排便不畅而造成便秘。据我国居民营养调查发现，平均每人每日的膳食纤维摄入量已由过去的26克下降至17克。有研究认为，粪便中膳食纤维含量越低，粪便通过肠道的时间就越长。高纤维膳食者的粪便吸收水分多、体积大、质量重，通过肠道的时间仅14小时；而低纤维膳食者的粪便通过肠道的时间则可长达76小时，有的甚至长达144小时。

（二）不良的饮食行为

饮酒、喜食辛辣食物、饮水量过少、偏食等不良的饮食行为与便秘的发生有关，对于食品的选择不当也可引发便秘。例如，多吃水果可以防止便秘，但水果品种选择不合理可能会适得其反。如梨、香蕉可以促进肠蠕动，有利于改善便秘；而柿子、苹果因富含鞣酸，多吃常可加重便秘。

（三）不良的生活方式

久坐不动、缺乏运动的人，常常容易发生便秘。生活起居无规律，或没有养成良好的排便习惯的老年人，也容易发生便秘。例如，有些人不能定时排便，并常常在有便意时忍着继续处理手头的事情而推迟排便时间，久而久之，就会造成便意抑制或消失而诱发便秘。还有些人喜欢在排便时听广播、读书、看报或思考问题，这样往往会分散注意力，不但影响排便条件反射，而且容易形成痔疮，而便秘又会因痔疮而加重。

（四）精神紧张、压力大、失眠

精神因素也与便秘关系密切。根据一项对3 300多名老年人调查的结果，发现经常精神紧张、心理压力大、失眠或睡眠质量差的老年人，与无上述症状的老年人相比，便秘发生的危险性要增加30%～45%。

（五）可能的病因和与便秘相关的疾病

1. 机械梗阻

结直肠肿瘤、憩室、狭窄、肿瘤或其他外压性疾病、严重的直肠膨出、巨结肠、术后异常、肛裂。

2. 神经系统疾病

自主神经病、脑血管疾病、认知损害、抑郁、多发性硬化、帕金森病、脊髓疾病。

3. 内分泌或代谢性疾病

慢性肾病、脱水、糖尿病、重金属中毒、高钙血症、高镁血症、甲状旁腺功能亢进、低钾血症、低镁血症、甲状腺功能减退、多发性内分泌肿瘤Ⅱ、卟啉病、尿毒症。

4. 胃肠道疾病和局部疼痛性疾病

肠易激综合征、脓肿、肛裂、瘘管、痔疮、肛提肌综合征、巨结肠、痉挛性肛门直肠痛、直肠脱垂、肠扭转。

5. 肌肉疾病

淀粉样变性、皮肌炎、硬皮病、系统性硬化。

6. 其他

心脏疾病、退行性关节病等。

四、分类

便秘在临床有多种分类：按病程或起病方式可分为急性便秘和慢性便秘，按有无器质性病变可分为器质性便秘和功能性便秘，按发病机制主要分为慢传输型便秘和出口梗阻型便秘两大类。

（一）器质性便秘

可引起器质性便秘的疾病因素：肠管器质性病变，如肿瘤、炎症或其他原因引起的肠管狭窄或阻塞；直肠、肛门病变，如直肠内脱垂、痔疮、直肠前膨出、耻骨直肠肌肥厚、盆底病等；内分泌或代谢性疾病，如糖尿病肠病、甲状腺功能低下、甲状旁腺疾病等；神经系统疾病，如中枢性脑部疾患、脑卒中、多发硬化、脊髓损伤以及周围神经病变；肠管平滑肌或神经源性病变；结肠神经肌肉病变，如假性肠梗阻、先天性巨结肠、巨直肠等；神经心理障碍。可引起器质性便秘的药物性因素，如服用含铝抗酸剂、铁剂、阿片类药、抗抑郁药、抗帕金森病药、钙通道拮抗剂、利尿剂以及抗组胺药。

（二）功能性便秘

病因尚不明确，功能性疾病所致便秘分为慢传输型便秘、排便障碍型便秘、混合型便秘、正常传输型便秘。其发生与多种因素有关，包括：进食量少、食物中缺乏纤维素或水分不足，对结肠运动的刺激减少；因工作紧张、生活节奏过快、工作性质和时间变化、精神因素等干扰了正常的排便习惯；结肠运动功能紊乱所致，常见于肠易激综合征，系由结肠及乙状结肠痉挛引起，除便秘外同时具有腹痛或腹胀，部分病人可表现为便秘与腹泻交替；腹肌及盆腔肌张力不足，排便推动力不足，难以将粪便排出体外；滥用泻药，形成药物依赖，造成便秘；年老体弱、活动过少、肠痉挛导致排便困难，或由于结肠冗长所致。

（三）慢传输型便秘

此型便秘是由于肠道收缩运动减弱，使粪便从盲肠到直肠的移动速度减慢，或由于左半结肠的不协调运动而引起。最常见于年轻女性，多在青春期前后发生。其特征为：排便次数减少（每周排便少于1次），少便意，粪质坚硬，因而排便困难；肛门直肠指检时无粪便或触及坚硬粪便，而肛门外括约肌的缩肛和用力排便功能正常；全胃肠或结肠传输时间延长；缺乏出口梗阻型便秘的证据，如气囊排出试验和肛门直肠测压正常；增加膳食纤维摄入量与渗透性通便药无效。糖尿病、硬皮病合并的便秘及药物引起的便秘多是慢传输型。

（四）出口梗阻型便秘

此型便秘是由于腹部、肛门直肠及骨盆底部的肌肉不协调，导致粪便排出障碍。此病在老年患者中尤其常见，其中许多患者经常规内科治疗无效。出口梗阻型便秘可有以下表现：排便费力，有不尽感或下坠感，排便量少，有便意或缺乏便意；肛门直肠指检时可发现直肠内存有不少泥样粪便，用力排便时肛门外括约肌可能呈矛盾性收缩；全胃肠或结肠传输时间显示正常，多数标记物可潴留在直肠内；肛门直肠测压显示，用力排便时肛门外括约肌呈矛盾性收缩或直肠壁的感觉阈值异常等。很多出口梗阻型便秘患者也合并存在慢传输型便秘，即混合型便秘。

五、临床表现

便秘在人群中的患病率高达 27%，但只有一小部分便秘者会去就诊。便秘可以影响各年龄段的人。便秘患者中，女性多于男性，老年人多于青、壮年。因便秘发病率高、病因复杂，患者常有许多苦恼，严重时会影响生活质量。

便秘常表现为：便意少，排便次数也少；排便艰难、费力；排便不畅；大便干结，有排便不净感；可伴有腹痛或腹部不适；部分患者还伴有失眠、烦躁、多梦、抑郁、焦虑等精神心理障碍。

由于便秘是一种较为普遍的症状，大部分人常常不去特别理会，认为便秘不是病，根本不用治疗，但实际上便秘的危害很大。便秘的"报警"征象包括便血、贫血、消瘦、发热、黑便、腹痛等。如果出现"报警"征象应马上去医院就诊，做进一步检查。

六、检查和诊断

对便秘患者的诊断包括：便秘的病因和诱因、程度及类型。如能了解和便秘有关的累及范围（结肠、肛门直肠或伴上胃肠道）、受累组织（肌病或神经病变）、有无局部的结构异常及其和便秘的因果关系，对制订治疗方案和预测疗效均非常有价值。便秘的诊断方法要全面，应包括病史、体格检查、有关化验、影像学检查和特殊检查。原则是先根据病史和体格检查，结合有关实验室检查，再提出试验性治疗方案。对难治性便秘患者，应进行钡剂排粪造影及有关动力功能检查，根据其便秘类型进行相应治疗。

（一）详细了解病史

包括有关便秘的症状及病程、胃肠道症状、伴随症状和疾病以及用药情况等。

1. 注意有无"报警"征象

新出现的便秘，可能会伴发贫血，伴有体重减轻、便血、黑便、大便潜血试验阳性、腹痛、排便习惯和粪便形状的突然变化，尤其是对于年龄在 50 岁以上者。

2. 询问患者

询问患者对便秘的含义是否有正确的理解，了解其排便的频度、排便量及排便是否费力等，以确定其是否为便秘。询问其便秘的起病与持续的时间，如是否继发于腹泻之后、是持续还是间歇发作、是否因精神紧张或工作压力大而诱发。应了解患者年龄、职业、生活习惯、饮食是否含足量纤维素、有无偏食等。

3. 了解患者是否长期服用泻药，所服药物种类及疗程，是否有腹部、盆腔手术史。

4. 了解患者有无长期服用易引起便秘的药物史。

5. 询问伴随症状，有无恶心、呕吐、腹胀、痉挛性腹痛及里急后重感。

如有腹部包块、肠型、便血、贫血等症状，应考虑由继发性便秘和全身性疾病引起。若新近出现的顽固性便秘，排除了生活习惯和药物方面的影响，要考虑肠道肿瘤存在的可能性，尤其是直肠或左半结肠的肿瘤。排便时剧痛可能是由肛裂或痔疮引起，肠梗阻时可伴有腹痛、腹胀等。另外，了解患者大便的性状也有助于诊断。

6. 询问伴随疾病情况。

（二）选用简便、易行而又有重要意义的常规检查

1. 腹部检查

便秘时粪块滞留在乙状结肠、降结肠，甚至横结肠，腹部检查可在左下腹触及相应包块，易与结肠肿瘤相混淆，排便或洗肠后包块消失或移位者为粪块所致，可与肿瘤相鉴别。如果是机械性肠梗阻，查体可发现肠型、蠕动波、肠鸣音亢进，肠麻痹时肠鸣音消失。

2. 肛门直肠检查

此项检查能帮助了解粪便嵌塞、肛门狭窄、肛裂、痔疮，或直肠脱垂、直肠肿块、肠外压迫等症，也可了解肛门括约肌的功能状况，特别是有无直肠癌。90% 的肿块距肛门不足 7 厘米，是肛门指检可触及的部位。指检时可发现多数病人直肠内有质地坚硬的肿块，表面呈结节状，指检后指套上有血性黏液。

3. 血常规、大便常规、粪便隐血试验是排除结肠、直肠、肛门器质性病变的重要检查，必要时可进行有关生化和代谢方面的检查。

（三）对可疑肛门、直肠病变者采用的检查

1. 胃肠 X 线检查

钡剂检查可以观察患者胃肠运动功能情况。正常情况下，钡剂在 72 小时内可以全部被排出结肠，排空延迟提示便秘。完全性肠梗阻患者应忌钡餐检查。钡灌肠对查明已有便秘的患者有较大价值，特别是有助于诊断如大肠肿瘤、狭窄等一些易引起便秘的器质性疾病。

2. 内镜检查

对疑有器质性病变的患者，可根据临床表现估计病变部位的高低，选用直肠镜、乙状结肠镜或全结肠镜进行检查，并可做组织活检以明确诊断。

（四）酌情选择的特殊检查

胃肠通过实验、肛门直肠测压、结肠压力检测、气囊排出实验、排粪造影和盆底肌电图、阴部神经终末运动潜伏期测定等。

七、治疗

（一）一般治疗

1.调整生活方式

合理的膳食、多饮水、多运动、养成良好的排便习惯是针对慢性便秘患者的基础治疗措施。膳食上应增加纤维素和水分的摄入量，推荐每日摄入膳食纤维25～35克，每日至少饮水1.5～2.0升。另外，适度运动有助于对便秘患者的治疗，尤其对久病卧床、运动少的老年患者更有益。

2.建立良好的排便习惯

结肠活动在晨醒和餐后最为活跃，建议患者在晨起或餐后2小时内尝试排便，排便时集中注意力，减少外界因素的干扰。只有养成良好的排便习惯，才能真正完全解决便秘问题。

（二）药物治疗

1.中药泻下剂

以泻下药为主，具有通导大便、排除胃肠积滞作用的方剂，统称为泻下剂。以《黄帝内经·素问·阴阳应象大论》"其下者，引而竭之；中满者，泻之于内"为理论依据。如寒下剂有大、小承气汤，调胃承气汤等；温下剂有大黄附子汤、温脾汤等；润下剂有麻子仁丸、五仁丸等；攻补兼施剂有黄龙汤、新加黄龙汤等。这些方药均可在中医整体观念和辨证论治指导下临床应用。

2. 容积性泻剂

主要包括可溶性纤维素（果胶、车前草、燕麦麸等）和不可溶性纤维（植物纤维、木质素等）。容积性泻剂起效慢而不良反应小、安全性高，故对妊娠便秘或轻症便秘有较好的疗效，但不适于作为暂时性便秘的迅速通便治疗方法。

3. 润滑性泻剂

能润滑肠壁，软化大便，使粪便易于排出，使用方便，如开塞露、矿物油或液状石蜡。

4. 盐类泻剂

如硫酸镁，这类药可引起严重不良反应，临床应慎用。

5. 渗透性泻剂

常用的药物有乳果糖、山梨醇、福松（聚乙二醇4000）等。适用于粪块嵌塞或作为慢性便秘者的临时治疗措施，是对使用容积性泻剂疗效差的便秘患者的较好选择。

6. 刺激性泻剂

包括含蒽醌类的植物性泻药（弗朗鼠李皮、番泻叶、芦荟）、酚酞、蓖麻油、双醋酚汀等。刺激性泻剂应在使用容积性泻剂和盐类泻剂无效时才使用，有的药效较为强烈，不适于长期使用。长期应用蒽醌类泻剂可造成结肠黑便病或泻药结肠，引起平滑肌的萎缩和损伤肠肌间神经丛，反而加重便秘，停药后可逆。

7. 促动力剂

莫沙必利、伊托必利有促进胃肠动力作用，普卢卡必利可选择性作用于结肠，可根据情况选用。

（三）器械辅助

如果粪便硬结、停滞在直肠内近肛门口处，或患者年老体弱、排便动力较差或缺乏者，可用结肠水疗或清洁灌肠的方法。

（四）生物反馈疗法

可用于直肠肛门、盆底肌功能紊乱的便秘患者，其长期疗效较好。运用生物反馈疗法可训练患者在排便时松弛盆底肌肉，使排便时腹肌、盆底肌群活动协调；而对便意阈值异常的患者，应重视对排便反射的重建和调整对便意感知的训练。训练计划并无特定规范，训练强度较大，但安全有效。对于盆底功能障碍患者，应优先选择生物反馈疗法，而不是进行手术治疗。

（五）认知疗法

重度便秘患者常有焦虑甚至抑郁等心理因素或障碍的表现，应予以认知疗法，使患者消除紧张情绪，必要时给予抗抑郁、抗焦虑的治疗方法，并请心理专科医师协助诊治。

（六）手术治疗

对严重顽固性便秘者、对上述所有治疗均无效者、结肠传输功能障碍型便秘者、病情严重者可考虑进行手术治疗。但手术的远期效果尚存在争议，所以一定要慎重。在便秘这个庞大的病症群中，真正需要手术治疗的还是属于极少数。

（七）特殊人群便秘的治疗原则

1. 老年人

缺乏运动、因慢性疾病服用多种药物是老年人发生便秘的重要原因，所以应尽量停用导致便秘的药物，注意改变生活方式。对粪便嵌塞者，应首先清除嵌塞的粪便。通便药可首选容积性泻药和渗透性泻药，对严重便秘患者也可短期适量应用刺激性泻药。

2. 妊娠妇女

增加膳食纤维、多饮水和适当运动是针对这类患者的主要治疗措施。容积性泻药，乳果糖、福松安全性较好，可选用。虽然尚少见比沙可啶致畸的报道，但该药会引起肠痉挛。应避免使用蒽醌类泻药和蓖麻油。

3. 糖尿病患者

便秘是糖尿病患者常见的消化道症状，虽然控制血糖可能对糖尿病患者的便秘治疗有益，但仍少有特异性的治疗措施。可尝试使用容积性泻药、渗透性泻药和刺激性泻药。

4.终末期患者

终末期患者发生便秘与运动和进食减少、使用阿片类药物等有关。预防性使用泻药极为重要。推荐使用刺激性泻药或联合渗透性泻药或润滑性泻药。有文献报道，外周阿片受体拮抗剂甲基纳曲酮和促分泌药鲁比前列酮对阿片类药物引起的便秘有效。

5.儿童

（1）儿童便秘的原因。

①没有养成定时排便的习惯：到排便时间，孩子还在玩耍，抑制了便意，久之使肠道失去了对粪便刺激的敏感性，大便在肠内停留过久，变得又干又硬。

②饮食不足：婴儿饮食太少，经消化后产生的残渣少，自然缺乏大便；牛奶中糖量不足也可使大便干燥。

③食物成分不当：食物中含多量蛋白质，而碳水化合物、纤维成分少，也容易造成便秘。

④肠管功能不正常：缺乏运动或患佝偻病、营养不良等都可使肠肌松弛，缺乏对粪便的推动力。

⑤其他因素：如肛门裂、肛门狭窄、先天性巨结肠等都可引起便秘。

⑥药物刺激：容易导致便秘。

小儿便秘可见大便干硬、难解，隔2～3天甚至更长时间才排便一次，多因饮食不当、乳食积滞而燥热内结，或病后体弱所致。应以饮食疗法治之,根据不同证型酌选方药,多可收到较好的效果。

（2）小儿便秘的预防。

少量多餐，多吃瓜果，适当运动，养成良好的排便习惯，注意口腔卫生。

八、临证诊疗禁忌

（一）饮食临证诊疗禁忌

1. 宜多饮水及饮料

保持肠道粪便中水分，刺激肠道蠕动以利于通便。尤其是清晨饮水 300～600 毫升可治疗便秘，或饮用蜂蜜水。

2. 纠正不良饮食习惯和调整饮食内容

摄入食物纤维含量的多少对大便通过肠道的时间、大便量及黏稠度有重要的调节作用，可影响排便次数。多食富含 B 族维生素及富含纤维素的食物，如粗制面粉、粗制大米、芹菜、韭菜、菠菜及水果等，每天食物中纤维含量应增至 30 克。一般每进餐含 10 克纤维的食物，粪便量即可达 200 克。有肠梗阻、巨结肠及神经性便秘者忌用增加膳食纤维的方法来通便，应限制膳食纤维的摄入量。

3. 适当增加高脂肪食物

植物油能直接润肠，且分解产物脂肪酸有刺激肠蠕动的作用，有利于排便。可食用花生、芝麻、核桃，以及使用花生油、芝麻油、豆油等烹调食物，一般来说，每天脂肪的摄入总量以 100 克为宜。

4. 宜进食润肠通便的食物

洋粉及其制品及银耳羹等有润肠通便作用。洋粉可在肠道内吸收水分，使粪便软滑，有利于排泄。

5. 如因梗阻性疾病引起的便秘，应先采用胃肠外营养，解除梗阻后由流质食物开始，逐步过渡到正常饮食。

6. 适量食用易产气食物

易产气的食物可促使肠蠕动加快，有利于排便，如洋葱、萝卜等。

7. 不要长期食用易消化、营养丰富、少渣少纤维的饮食

食物纤维缺乏会使胃肠运动减弱，粪便体积减小，黏稠度增加，肠内运行缓慢，而致便秘。

8.规律饮食

尤其是减肥的人群。

9.避免吃刺激性食物

忌烟、酒、咖啡、浓茶,不要过量使用调味品(如辣椒、咖喱等),以免引起交感神经亢进,使肠壁痉挛,肌肉紧张并过分收缩,使肠腔狭窄、大便不通而致便秘。

(二)生活临证诊疗禁忌

养成良好的作息时间及定时排便的习惯,有便意时应及时排便。不要滥用泻药。不要强行排便,严重的便秘使腹腔、肠腔压力增高,如果强行排便可引起食管裂孔疝、腹壁疝,损伤肛管等。有痔疮、肛裂的患者不要因为排便疼痛而不排便,长时间不排便可使大便更加硬结,从而形成恶性循环,要坚持定时排便,便后清洗肛门及肛周。

(三)用药临证诊疗禁忌

严重的水电解质失衡并可损害患者的肠神经,而且很可能是不可逆的。慢性便秘患者,忌长期应用或滥用刺激性泻剂。

1.忌长期应用或滥用刺激性泻剂

(1)慎用酚酞。口服酚酞后可在肠内形成可溶性钠盐,刺激结肠黏膜,促进蠕动,并阻止肠液被肠壁吸收而起导泻作用。一般用药后4～8小时可排出半流体软便,导泻作用与肠腔内酸碱度有关。阑尾炎、肠出血、心肾功能不全、高血压、肠梗阻患者及婴幼儿和孕妇忌用。每次1～4片,宜临睡前服用。对全结肠镜检查前、X线检查或术前做肠道准备,宜提前8小时服用。

(2)慎用便塞停(比沙可啶)。口服便塞停后经肠内细菌分解的产物及药物本身对肠壁有较强的刺激作用,能增加肠蠕动,促进排便。同时可抑制肠内 Na^+、Ca^{2+} 及水分吸收,从而使肠腔内容积增大,引起反射性排便。对急、慢性便秘治疗的有效率较高。还可用于分娩前、手术前、腹部X线检查或内镜检查前的肠道排空,手术后、产后恢复正常的排便习惯。服用后可引起腹痛，偶可发生剧烈的腹部痉挛。急腹症、痉挛性便秘、重症硬结便、肛门破裂或痔疮溃疡患者忌用，孕妇宜慎用。

（3）慎用番泻叶。妊娠晚期或妊娠不稳定时要慎用番泻叶，番泻叶的泻下成分可通过乳汁引起婴儿腹泻和幼儿肠绞痛。

2.适宜选用药物

（1）渗透性泻剂：如乳果糖、福松。乳果糖是人工合成的双糖，在胃及小肠内不被分解和吸收，到达结肠后，通过渗透作用使水和电解质保留于肠腔内，并被肠道正常菌群分解为乳酸和乙酸等，可进一步提高肠腔内渗透压，产生导泻作用。它能阻断氨的吸收，其酸性代谢产物能刺激肠壁黏膜，增加肠蠕动，促进排便。由于乳果糖在体内分解产生气体，故部分患者会有腹胀、排气增多等胃肠胀气表现，用量过大可引起恶心、腹胀、腹泻、低钾血症、高钠血症等。忌用于胃肠道阻塞、糖尿病或低糖饮食者。糖尿病患者忌用乳果糖和山梨糖醇等缓泻剂，因为其代谢产物可影响血糖水平，尤其是 1 型糖尿病患者。慢性便秘患者治疗剂量宜每日 1 ~ 2 次，每次 5 ~ 10 克，以每日保持 2 ~ 3 次软便为宜。临床常用于慢性功能性便秘患者，包括老人、儿童、婴儿和孕妇等各个年龄组的人，安全性高。对于肝性脑病患者，应用乳果糖后，不仅具有保持大便通畅的作用，还可减少氨的吸收，有利于肝性脑病的恢复。

福松为近年在国内外新上市的治疗慢性便秘的新药。福松的作用机制为物理作用，不影响结肠转运时间，不在肠道内被降解，也不产生有机酸或气体，不改变粪便的酸碱性，不影响肠道的 pH 值，亦不改变肠道正常菌群，是一种安全性很好的有效药物。慢性功能性便秘患者服用福松 24 ~ 48 小时后即可起效，并且在治疗 1 周后可以保持每天 1 次大便。福松不含盐，不增加心血管负担，适用于高血压、心脏病、肾功能不全合并便秘的患者。同时由于其不含糖，亦可用于糖尿病患者。在老年患者中，福松不会引起肠胀气，不会对心、肝、肾功能产生不良影响，同时不会改变肠道吸收功能。对特殊患者，如痔疮术后、肛裂、肛周脓肿、长期卧床者，以及产妇产后排便规律的恢复同样适用。近来也有用于儿童的报道。

（2）促动力药：替加色罗是目前临床上使用的一种较好的促动力药，能通过激活肌间神经丛的胆碱能神经元与5-羟色胺4受体，促进全胃肠道动力。同时，替加色罗也参与调节内脏敏感性，主要用于便秘型肠易激综合征和慢性便秘的病人。

（3）润滑性泻剂：如开塞露、液状石蜡。开塞露（含硫酸镁、甘油、丙二醇）：局部使用，能润滑并刺激肠壁，软化大便，使其易于排出。成人每次服用20毫升。主要适用于硬结便秘患者，尤其是老年患者。液状石蜡：在肠道内不被吸收或消化，可润滑肠壁，使粪便易于排出。对年老体弱、长期卧床的便秘患者使用时应注意其有引起脂质性吸入肺炎的可能，长期服用可致脂溶性维生素缺乏。成人每次服用15～30毫升，用药后6～8小时产生效果，一般于睡前服用。它是一种良好的肠道微生态调节剂，直接补充正常生理菌群，改善肠道微生态环境。调节肠道微生态的制剂临床上有多种，包括培菲康、美肠安、妈咪爱等，可作为便秘的辅助治疗药物，但应避免与抗生素合用。

九、预防

进食过少或食品过于精细、缺乏残渣，这样会对结肠运动的刺激减少，容易导致便秘。

避免排便习惯受到干扰。精神因素、生活规律的改变、长途旅行过度疲劳未能及时排便等情况，易引起便秘。

避免滥用泻药。滥用泻药会使肠道的敏感性减弱，形成对某些泻药的依赖性，造成便秘。

合理安排生活和工作，做到劳逸结合。适当的文体活动，特别是针对腹肌的锻炼有利于胃肠功能的改善，对于久坐少动和精神高度集中的脑力劳动者更为重要。

养成良好的排便习惯，每日定时排便，形成条件反射，建立良好的排便规律。有便意时不要忽视，要及时排便。排便的环境和姿势应尽量方便，免得抑制便意，破坏排便。

建议患者每天至少喝 6 杯 250 毫升的水，进行中等强度的锻炼。睡醒及餐后结肠的动作电位活动增强，将粪便向结肠远端推进，故晨起及餐后是最适宜排便的时间。

及时治疗肛裂、肛周感染、子宫附件炎等疾病，应用泻药要谨慎，不要使用洗肠等强烈刺激方法。

参考文献：

［1］Greger Lindberg, Saeed Hamid, Peter Malfertheiner, 等 . 便秘：全球的观点［R］. 杜颖，译 .2010.

［2］中华医学会消化病学分会胃肠动力学组，中华医学会外科学分会结直肠肛门外科学组 . 中国慢性便秘诊治指南［J］. 中华消化杂志，2013，33（5）：291-297.

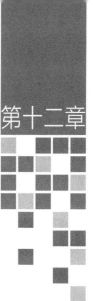

第十二章

消化道出血

｜案例｜

王某，女，60岁，有胃溃疡病史20余年，病情一直较稳定。3天前她感觉头痛、咽痛、周身酸痛且发热，体温达38℃，于是就在家里口服了几次阿司匹林。昨日午餐后，她感到胃痛、恶心，并吐出咖啡色液体伴胃内容物约250毫升。这时她才意识到问题的严重性，感到很害怕，遂来到某院肝脾胃病科门诊。

在医生办公室，医生仔细询问了王某的病史并做了相关检查。医生告诉她："你既往有20余年胃病史，这几天由于你服用了阿司匹林，损伤了胃组织，引起了出血。发病的原因很可能是在有胃病基础疾病的同时应用了胃病患者忌用的药物。"

"阿司匹林引起的？"王某有些不相信，"周身酸痛，吃两片镇痛药怎么会引起这么严重的后果呢？"王某百思不得其解。

相信有很多像王某这样的患者，由于自己不良的生活习惯或药物不当，导致疾病发作，追悔莫及。许多人都知道，饮食不当会加重胃病，但却很少有人知道药物、生活习惯甚至不良情绪都会对消化道产生有害的影响。那么消化道出血的患者应该注意些什么呢？首先让我们先了解一下什么是消化道出血。

一、什么是消化道出血

消化道是指从口腔到肛门的管道，包括口腔、咽、食管、胃、十二指肠、空肠、回肠、盲肠、结肠及直肠。上消化道出血是指屈氏韧带以上的食管、胃、十二指肠以及胰、胆等病变引起的出血。屈氏韧带以下的肠道出血称为下消化道出血。

二、引起消化道出血的原因

消化道出血可因消化道本身的炎症、机械性损伤、血管病变、肿瘤等因素引起，也可因邻近器官的病变和全身性疾病累及消化道所致。

（一）上消化道出血的病因

上消化道出血为上消化道病变所致，少数为胆、胰腺疾患引起，其中以消化性溃疡、上消化道肿瘤、应激性溃疡、急性或慢性上消化道黏膜炎症最为常见。服用非甾体抗炎药或其他抗血小板聚集药物也是引起上消化道出血的重要病因。少见病因的有食管贲门黏膜撕裂综合征、上消化道血管畸形、杜氏病、胃黏膜脱垂或套叠、急性胃扩张、胃扭转、理化和放射性损伤、壶腹周围瘤、胰腺肿瘤、胆管结石、胆管肿瘤等。某些全身性疾病，如感染、肝肾功能障碍、凝血机制障碍、结缔组织病等也可引起上消化道出血。具体如下：

1. 食管疾病

如食管炎（反流性食管炎、食管憩室炎）、食管癌、食管溃疡、食管贲门黏膜撕裂症、器械检查或异物引起损伤、放射性损伤、强酸和强碱引起的化学性损伤等。

2. 胃、十二指肠疾病

如消化性溃疡、急性或慢性胃炎（包括药物性胃炎）、胃黏膜脱垂、胃癌、急性胃扩张、十二指肠炎、残胃炎、残胃溃疡或癌，还有淋巴瘤、平滑肌瘤、息肉、肉瘤、血管瘤、神经纤维瘤、膈疝、胃扭转、憩室炎、钩虫病等。

3. 胃肠吻合术后的空肠溃疡和吻合口溃疡

4. 门静脉高压，食管胃底静脉曲张破裂出血、门脉高压性胃病、肝硬化、门静脉炎或血栓形成的门静脉阻塞、肝静脉阻塞。

5. 上消化道邻近器官或组织的疾病

（1）胆道出血：如胆管或胆囊结石、胆道蛔虫病、胆囊或胆管癌、肝癌、肝脓肿或肝血管病变破裂。

（2）胰腺疾病累及十二指肠：如胰腺脓肿、胰腺炎、胰腺癌等。

（3）胸或腹主动脉瘤破入消化道。

（4）纵隔肿瘤或脓肿破入食管。

6. 全身性疾病

（1）血液病：如白血病、再生障碍性贫血、血友病等。

（2）尿毒症。

（3）结缔组织病：如血管炎。

（4）应激性溃疡：如严重感染、手术、创伤、休克、肾上腺糖皮质激素治疗及某些疾病引起的应激状态，如脑血管意外，肺源性心脏病、重症心力衰竭等。

（5）急性感染性疾病：如流行性出血热、钩端螺旋体病。

（二）下消化道出血病因

1. 小肠疾病

如良性或恶性肿瘤、美克尔憩室、克罗恩病、肠结核、急性坏死性小肠炎、血管发育不良等。

2. 结肠及直肠疾病

如慢性结肠炎、息肉、结肠癌、溃疡性结肠炎、痢疾（细菌性痢疾或阿米巴痢疾）、放射性肠炎、孤立性直肠溃疡等，老年人便血应当考虑缺血性肠病、结肠憩室。

3. 肛门疾病

如内痔、肛裂、肛瘘等。

4. 全身性疾病

如血液病、尿毒症、流行性出血热等。

三、消化道出血的症状

（一）上消化道大量出血的早期识别

若上消化道出血引起的急性周围循环衰竭征象的出现先于呕血和黑便，就必须与中毒性休克、过敏性休克、心源性休克或急性出血坏死性胰腺炎、子宫异位妊娠破裂、自发性或创伤性脾破裂、动脉瘤破裂等其他病因引起的出血性休克相鉴别。有时还要进行上消化道内镜检查和直肠指检，借以发现尚未呕出或便出的血液，而使诊断得到及早确立。

上消化道出血引起的呕血和黑便首先应与由于鼻出血、拔牙或扁桃体切除而咽下血液所致者加以区别，也应与肺结核、支气管扩张、支气管肺癌、二尖瓣狭窄所致的咯血相区别。此外，口服禽畜血液、骨炭、铋剂和某些中药也可引起粪便发黑，有时需与上消化道出血引起的黑便鉴别。

（二）出血量的估计

上消化道每日出血量达到约 5 毫升时，粪便隐血试验可呈现阳性反应；当每日出血量达 50 ～ 100 毫升，可表现为黑便；严重性出血指 3 小时内需输血 1 500 毫升才能纠正其休克。严重性出血按其性质又可分为大量出血和最大量出血。大量出血，指每小时需输血 300 毫升才能稳定其血压者；最大量出血，指经输血 1 000 毫升后血红蛋白仍下降到 10 克／分升以下者。持续性出血指在 24 小时之内的 2 次胃镜所见均为活动性出血，出血持续在 60 小时以上，需输血 3 000 毫升才能稳定循环者。再发性出血指 2 次出血的时间距离至少在 1 ～ 7 天。如果日出血量少于 400 ～ 500 毫升时，患者可有头昏、乏力、心动过速和血压偏低等表现，随着出血量的增加，症状更加显著，甚至引起出血性休克。

对于上消化道出血量的估计，主要根据血容量减少所致周围循环衰竭的临床表现，特别是对血压、脉搏的动态观察。根据患者的血红细胞计数、血红蛋白及血细胞压积测定，也可估计失血的程度。

（三）下消化道出血的临床表现

1. 显性出血

表现为便血，根据出血部位不同有不同表现。空肠出血时可为水样便血及柏油样便；末端回肠及升结肠出血，血液可呈深紫色，血液与粪便相混；低位结肠出血，血是鲜红色，附在粪便表面。另外要注意血便性状与出血速度，这与出血量大小亦有关系。低位小肠或右半结肠出血量少，速度慢，在肠道停留超过 14 小时，大便可呈黑色，不要误认为是上消化道出血。上消化道出血量在 1 000 毫升以上，速度快，4 小时左右排出，大便可呈暗红色或鲜红色，易被误认为是下消化道出血。

2.非显性出血

表现为失血性贫血或大便潜血阳性，易被误诊，故一定要注意伴随症状，如腹痛、腹部包块、发热、食欲不振、体重下降等。

四、诊断

（一）急性非静脉曲张性上消化道出血的诊断

患者出现呕血、黑便症状，及头晕、面色苍白、心率增快、血压降低等周围循环衰竭征象，急性上消化道出血诊断基本可成立。

内镜检查无食管胃底静脉曲张并在上消化道发现有出血病灶，急性非静脉曲张性上消化道出血诊断可确立。

下列情况可被误诊为急性非静脉曲张性上消化道出血：某些口、鼻、咽部或呼吸道病变出血被吞入食管，服某些药物（如铁剂、铋剂等）和食用某些食物（如动物血等）引起粪便发黑。对可疑患者可做胃液、呕吐物或粪便隐血试验。

部分患者出血量较大，肠蠕动过快，也可出现血便。少数患者仅有周围循环衰竭征象，而无显性出血，对其不应漏诊。

（二）静脉曲张及其出血的诊断金标准是食管—胃—十二指肠镜检查

最为方便的是将曲张静脉分为小与大两类（以5毫米口径为界）。代偿良好的肝硬化且首次检查未发现曲张静脉者需2～3年重复检查1次，有小曲张静脉者需1～2年重复检查1次，失代偿肝硬化者则需每年检查1次。食管—胃—十二指肠镜检查还是确认曲张静脉出血的主要手段，根据为以下所见之一：看到曲张静脉出血，曲张静脉上有白斑或血块，食管及胃中除曲张静脉再无其他出血因素存在。

（三）下消化道出血的诊断

注意病史的收集及全面细致的查体，根据出血情况及其伴随症状，大致可以确定出血部位及原因。

对有黑便的患者首先应行胃镜检查，除外上消化道出血，再考虑小肠出血的可能。小肠出血诊断较为困难，推进式小肠镜仅能送达空肠上段约50厘米处，诊断率低，不能广泛应用。全消化道钡剂造影对小肠疾病的诊断率不高，小肠灌注气钡双重造影可发现微小病变，对炎症、憩室、肿瘤等病的诊断阳性率较高，约50%。胶囊内镜对小肠疾病的诊断有较大的价值。

应用电子结肠镜检查，结合活组织检查，可对多数结肠、直肠及肛门疾患引起的出血进行诊断。经上述检查仍不能明确诊断者，可选用以下方式：选择性腹腔动脉造影；在出血时行紧急剖腹探查术，探查时结合内镜检查，检查肠壁出血灶，提高诊断率。

五、治疗

（一）非静脉曲张性上消化道出血的治疗

约80%的消化性溃疡患者出血会自行停止，再出血或持续出血的患者病死率较高。因此，应根据病情行个体化分级救治。对高危急性非静脉曲张性上消化道出血患者的救治应由富有经验的消化内科医师、普通外科医师、内镜医师、资深护士等多学科合作实施。监护室应具备上消化道内镜治疗设备；血库应备有O型血液及Rh阴性血液，并可提供24小时输血服务；常规配备急救设备与药物，救治人员应具备气管插管技术。

1. 出血征象的监测

（1）记录呕血、黑便和便血的频度、颜色、性质、次数和总量，定期复查红细胞计数、血红蛋白、血细胞比容与血尿素氮等，需要注意血细胞比容在 24～72 小时后才能真实反映出血程度。推荐对活动性出血或重度非静脉曲张性上消化道出血患者应插入胃管，以观察出血停止与否。

（2）监测意识状态、脉搏和血压（注意排除服用 β 受体阻滞剂或抗胆碱能药物对脉搏和血压的影响）、肢体温度、皮肤和甲床色泽、周围静脉特别是颈静脉充盈情况、尿量等。对出现意识障碍和排尿困难者需留置尿管，对危重大出血者必要时进行中心静脉压测定，对老年患者常需进行心电监测、血氧饱和度监测、呼吸监测。

2. 液体复苏

（1）应立即建立快速静脉通道，并选择较粗静脉以备输血，最好能留置导管。根据失血量的多少在短时间内输入足量液体，以纠正血循环量的不足。对高龄、伴心肺肾疾病患者，应防止输液过量，以免引起急性肺水肿。对于急性大量出血者，应尽可能施行中心静脉压监测，以指导液体的输入量。下述征象提示血容量已补足：意识恢复；四肢末端由湿冷、青紫转为温暖、红润，肛温与皮温差减小（1℃）；脉搏由快或弱转为正常有力，收缩压接近正常，脉压差大于 30 毫米汞柱；尿量多于 30 毫升／时；中心静脉压恢复正常。

（2）液体的种类和输液量：常用液体包括等渗葡萄糖液、生理盐水、平衡液、血浆、全血或其他血浆代用品。急性失血后血液浓缩，血较黏稠，应静脉输入 5%～10% 的葡萄糖液或平衡液等晶体液。失血量较大（如减少 20% 血容量以上）时，可输入血浆等胶体扩容剂。必要时可输血，紧急时输液、输血同时进行。输血指征为：收缩压 <90 毫米汞柱，或较基础收缩压降低幅度 >30 毫米汞柱；血红蛋白 <50 克／升～70 克／升，血细胞比容

<25%；心率增快（>120 次 / 分）。

（3）血管活性药物：在补足液体的前提下，如血压仍不稳定，可以适当地选用血管活性药物（如多巴胺）以改善重要脏器的血液灌注。

3. 止血措施

（1）内镜下止血：起效迅速、疗效确切，应作为首选。可根据医院的设备与病变的性质选用药物喷洒和注射、热凝（高频电、氩气血浆凝固术、热探头、微波、激光等）和止血夹等进行治疗。

（2）抑酸药物：抑酸药能提高胃内 pH 值，既可促进血小板聚集和纤维蛋白凝块的形成，避免血凝块过早溶解，有利于止血和预防再出血，又可治疗消化性溃疡。临床常用的制酸剂主要包括质子泵抑制剂和组胺 H_2 受体拮抗剂。诊断明确后推荐使用大剂量质子泵抑制剂治疗，如奥美拉唑（如洛赛克）80 毫克静脉推注后，以每小时 8 毫克持续输注 72 小时。其他质子泵抑制剂还有泮托拉唑、兰索拉唑、雷贝拉唑、埃索美拉唑等。H_2 受体拮抗剂如西咪替丁、雷尼替丁、法莫替丁等，口服或静脉滴注，可用于低危患者。

（3）止血药物：止血药物对急性非静脉曲张性上消化道出血的确切效果未被证实，不作为一线药物使用。对有凝血功能障碍者，可静脉注射维生素 K_1；为防止继发性纤溶，可使用止血芳酸等抗纤溶药；云南白药等中药也有一定疗效。对插入胃管者可灌注硫糖铝混悬液或冰冻去甲肾上腺素溶液（去甲肾上腺素 8 毫克，加入冰生理盐水 100 ~ 200 毫升），应避免滥用止血药。

（4）选择性血管造影及栓塞治疗：选择性胃左动脉、胃十二指肠动脉、脾动脉或胰十二指肠动脉血管造影，针对造影剂外溢或病变部位经血管导管滴注血管升压素或去甲肾上腺素，可使小动脉和毛细血管收缩，使出血停止。无效者可用明胶海绵栓塞。

（5）手术治疗：对诊断明确但药物和介入治疗无效者、诊断不明确但无禁忌证者，可考虑手术结合术中内镜止血治疗。

（二）静脉曲张及其出血的治疗

1. 药物治疗

（1）内脏血管收缩剂：如血管加压素（类似物）、生长抑素（类似物）、非心脏选择性 β 受体阻滞剂。生长抑素（类似物）可以有效地至少是暂时地控制 80% 的出血，可能比其类似物奥曲肽更有效。即使给予足够的剂量，仍有大约 30% 的患者对 β 受体阻滞剂无反应，肝静脉压力梯度无减低。这些对 β 受体阻滞剂无反应的患者只能通过侵入性肝静脉压力梯度测量发现。而且，β 受体阻滞剂有不良反应，如乏力和阳痿，这可能降低患者服药的依从性（特别是年轻的男性），或者有些患者因为其他原因有 β 受体阻滞剂禁忌。

（2）静脉扩张剂：如硝酸酯类。不推荐单用硝酸酯类，例如，单硝酸异山梨酯能降低门脉压力，但是由于它的全身扩血管作用常导致血压的进一步下降，以及潜在的肾功能损害（肾前性），所以它在肝硬化患者中的应用受到限制。

（3）血管收缩剂和血管扩张剂：联合疗法产生协同的降门脉压力作用。单硝酸异山梨酯和非选择性 β 受体阻滞剂联合疗法在降低门脉压力上有协同效应，在单用 β 受体阻滞剂初治无效的患者中特别有效。然而，对于 50 岁以上的患者，由于对肾功能的损害和长期死亡率的影响，联合治疗的不良反应可能超过治疗作用。所以，不推荐常规使用联合疗法。

2. 局部治疗

硬化剂治疗或内镜下曲张静脉套扎术（EVL）对门脉血流或阻力无影响。

3. 分流疗法

手术或放射介入治疗（经颈静脉肝内门体分流术），可降低门脉压力。

内镜下硬化剂治疗和曲张静脉套扎术可以有效地控制约 90%

患者的出血。内镜下套扎术与硬化剂治疗疗效相仿，但不良反应更小。对于严重的活动性出血的患者，内镜下套扎术比硬化剂治疗更难操作。

在内镜和药物治疗失败后，经颈静脉肝内门体分流术是一个好的选择。

气囊压迫的使用日益减少，因为在排气后再出血的风险很高，而且有发生严重并发症的风险。但是，气囊压迫在大多数情况下可以有效地至少是暂时地止血，而且它可用于世界上那些无法进行食管—胃—十二指肠镜检查和经颈静脉肝内门体分流术的地区。它可以帮助维持患者生命体征的平稳，并为随后进行食管—胃—十二指肠镜检查和（或）经颈静脉肝内门体分流术争取时间。

（三）上消化道出血的中医治疗

上消化道出血多属于中医吐血等范畴,吐血多属于胃的病变。胃为水谷之海、多气多血之腑，若因外邪犯胃或胃本虚弱，均可使胃的脉络受到损伤，亦可以由于其他脏器影响，导致胃络受伤而引起吐血。

血得热则妄行，故吐血一证，初起大多由热迫血上行，虽有胃热和肝火之别，但二者均属实证。吐血量多或日久不愈者，每易由实证转为虚证，而出现中气虚弱、气虚血亏，以致脾肾两虚等虚损证候。亦有出血量多，正气已虚而热邪未清，或脉络瘀滞等虚实夹杂的证候。临床辨证时，应当详查证情，分清虚实，结合病情标本缓急确立治则，进行治疗。常根据中医辨证用以下列方药加减治疗，如犀角地黄汤、枳实导滞丸合四生丸、龙胆泻肝汤、保和丸、血府逐瘀汤、黄土汤、玉女煎、补中益气汤、归脾汤等。

（四）下消化道出血的治疗

下消化道出血时，应补足血容量，全身药物应用基本上同上消化道出血的处理,并应根据出血原因、出血部位及出血量的不同，采取不同的处理方法。胃镜下局部药物的喷洒止血及注射止血亦适用于结、直肠出血。一般对溃疡性结肠炎、结直肠多发性息肉病、直肠克罗恩病、孤立性直肠溃疡、晚期直肠癌、放射性肠炎及全身性疾病伴直肠出血者，大多主张先行保守治疗，使用止血剂或去甲肾上腺素 16 毫克加生理盐水 200 毫升反复灌肠，起到止血和清洁灌肠作用。对小肠疾病合并出血的治疗，一般经非手术治疗多能止血，然后转入择期手术治疗。

（五）下消化道出血的中医药治疗

下消化道出血多属于中医便血等范畴，多因脾胃虚寒或胃肠积热，胃肠脉络受损，血液溢入肠道所致。

便血以属热属实者为多，故清热泻火、凉血止血为重要的治疗原则。而对于实证中的气机郁滞者，宜行气活络；湿浊内蕴者，宜祛湿化浊；血脉瘀阻者，宜祛瘀止血。便血之属虚属寒者，则当以补益中气、温中健脾、养血止血为治疗原则。虚实并见、寒热错杂者，则又当攻补兼施、寒热并用。常依据中医辨证用以下方药加减治疗，如泻心汤合十灰散、丹栀逍遥散、膈下逐瘀汤、地榆散合赤小豆当归散、补中益气汤、黄土汤等。

六、临证诊疗禁忌

（一）消化道出血患者应注意以下几点

引起消化道出血最主要的原因就是平日饮食不当。如消化性溃疡和慢性胃炎患者，大多有饮食不节、饥饱失常、冷热不调或过食肥甘、辛辣食物及喜食生冷食物的病史。长期饮食不当，会影响胃的功能，损害胃粘膜的防御屏障，使胃黏膜产生病变。

1.定时进食，少量多餐

这不仅能减轻胃的负担，避免不利因素，还可有规律地使胃内经常保持食物的存在，起到稀释胃液的作用，利于溃疡面的愈合。

2. 多加咀嚼，避免急食

最好每口食物咀嚼 20 次以上，这样可增加唾液分泌，利于食物的消化和吸收。

3. 食物温软，易于消化

避免摄入过冷、过热或粗糙食物，以减少对溃疡面的物理性刺激。

4. 富于营养，保证热量

饮食中应以蛋白质与脂肪为主。以摄入适量牛奶为宜，在补充热量的同时，可减少胃酸分泌和抑制胃蠕动，有利于溃疡愈合。同时要注意补充丰富的 B 族维生素及维生素 C。

（二）上消化道出血不同时期的营养饮食

1. 消化道出血的出血期

消化道大量出血，尤其是上消化道出血时，应暂时禁食，迅速由静脉输液。严重休克时则应准备输血。

少量出血以进流质饮食为宜。条件许可时，应在短期内以牛奶为主要食物。牛奶能中和胃酸，有利于止血。流质饮食除牛奶外，还可用豆浆、米汤、藕粉等。

2. 消化道出血的恢复期

一般在出血停止 24 小时后，方可开始给予少量的流质饮食，并密切观察有无再度出血。若情况稳定，应逐渐增加流质饮食数量，并酌情改为半流质饮食和软食，直至正常饮食。

（三）消化道出血的饮食调理

1. 戒烟戒酒

烟、酒均可对消化道产生有害的刺激作用。上消化道出血患者急骤饮酒，能使胃黏膜充血、水肿，甚至糜烂，产生急性胃炎；长期饮用烈性酒，可导致胃黏膜抵抗力降低，发生慢性炎症，以致胃黏膜遭受自身胃酸的侵蚀发生糜烂、出血、溃疡。中医认为，酒味苦甘辛，其性大热。叶天士在《临证指南医案》中说："酒热戕胃之类，皆能助火动血。"这是因为燥热蕴积于胃肠，化火灼伤血络而外溢，形成吐血。中医还认为，烟草辛热大毒，其中有较多的有害成分，众所周知，尼古丁对胃黏膜有较强的有害刺激作用。据研究证明，有些上消化道出血患者吸烟，会刺激胃黏膜，使消化道的黏膜受损，产生炎症、糜烂、溃疡、出血。因此，上消化道出血患者最好早日戒烟、戒酒。

2. 经常适量饮用牛奶可预防上消化道出血

溃疡病所致的上消化道出血，多因酸性胃液腐蚀胃壁，损伤血管所致。为防止晚间胃酸分泌高峰期分泌过多的胃酸，临睡时喝杯热牛奶，可保护胃黏膜并中和胃酸，并可有效地预防反复发作的胃出血。

3. 宜多吃新鲜蔬菜和水果

凡有出血倾向者，宜多吃含维生素 C、维生素 K 的食物。绿叶蔬菜中维生素 C 的含量很丰富，柑橘、柚子、番茄、柠檬中维生素 C 的含量也很高，菠菜、卷心菜、花菜、油菜和植物油中维生素 K 的含量较高。多吃含维生素 C、维生素 K 的新鲜水果和蔬菜，能改善毛细血管的渗透性，降低血管的脆性，有利于止血。还可多进食花生衣、白木耳、荠菜、金针菜、百合、藕汁等有止血作用的食物。

4. 忌食辛辣、香燥、油煎炙烤之品

消化道出血患者平时宜少食多餐，切忌过饥过饱，并要避免辛辣、香燥、煎炸、烧烤、坚硬的食物，因为这些食品性热动火。中医认为，饮食不节、饥饱失时、冷热不调均能使脾胃受伤，运化失常。膏粱厚味、炙烤燥热辛辣之品，易积热于胃，熏蒸肝胆，影响肝胆的疏泄功能，灼伤血络，迫血妄行，引起吐血、便血，使病情加重。另外，酸醋腌咸及海腥发物、刺激性较大之物对上消化道出血患者来说也应禁食。

5.忌浓茶和咖啡

据研究证实，浓茶和浓咖啡有强烈刺激胃液分泌的作用，不利于消化道炎症的消退和溃疡的愈合。因此，有胃病的人应尽量少喝咖啡和浓茶，如果过量饮用，则会导致病情恶化。有消化道出血病史的人更不应喝浓茶和咖啡。

（四）肝硬化消化道出血的临证诊疗禁忌

1.对肝硬化消化道出血患者的饮食护理

合理的饮食有助于止血，促进康复，反之就会加重出血。饮食不当是引起上消化道出血的主要诱因，而再次出血与饮食因素有着更为密切的联系。饮食不当常常是因为患者对本病并发症的严重性的认识程度和重视程度不够，以及缺乏饮食方面的知识造成的。一些病程较长或症状不是很明显的患者不能坚持饮食禁忌，经常食用一些他们喜好但属禁忌的食物，如油炸食品、酒等，因此，对住院患者进行饮食健康教育指导是临床护理工作的一项重要内容，也是避免再次出血的重要环节。医护人员要反复强调合理饮食的重要性，可以举一些因饮食不当而导致再次出血的病例，使其从根本上充分认识到合理饮食的重要性和并发症的严重性，从而自觉遵守饮食原则。向患者耐心讲解与疾病有关的常识性的饮食知识，指导家属为患者提供高热量、适量蛋白质（防止诱发肝性脑病）、适量脂肪并富含维生素及矿物质且易消化的食物。患者消化道出血期间应严格遵医嘱禁食水，使出血的创面免受食物直接刺激，以减轻出血症状，一般禁食1～3天，根据情况也可延长；出血停止后可食用流质饮食，以后逐渐过渡到半流食、软食，少量多餐，防止食物过热、食用过量，以免诱发再出血。患者应忌食辣椒、大蒜等辛辣刺激性食物，忌饮酒；含纤维素多的食物如韭菜、芹菜等应禁食；避免食用粗糙、质硬不易嚼烂的食物，如油炸肉干、坚硬的干果等；进食时要细嚼慢咽；对大片药物应研碎后服用。当然家属的配合也是相当重要的，尤其对于那些自控能力较差、对疾病认识不足的患者，更要做好对他们的饮食监管工作。

2. 避免腹压升高

腹压升高可以使门静脉压迅速升高，进一步导致食管胃底静脉曲张破裂出血。因此，医护人员应及时发现并积极消除一切容易导致患者腹压升高的因素。例如，咳嗽、用力排便、饱餐、呕吐、频繁呃逆、某些药物刺激、起床过猛、过度弯腰等均可导致腹压增大，迅速升高门静脉压力。对有呕吐症状的患者要给予止吐剂；对咳嗽的患者要查找病因，嘱其注意保暖，预防感冒，或遵医嘱使用镇咳药或抗生素；对频繁呃逆的患者应教会他们按压合谷、内关穴位或做深呼吸；对便秘者应嘱其多食香蕉等新鲜蔬菜和水果，喝蜂蜜水，必要时用缓泻剂或灌肠（忌用肥皂水灌肠），保持大便通畅；对输液的患者应控制输液速度和输液量，防止因血容量过高引起门静脉压力过高而导致出血。

3. 消除不良情绪，加强心理护理

慢性肝病病程长、易复发，由于对预后的担心、家庭支持不到位等，患者难免出现多种心理问题，紧张、恐惧、焦虑等不良心理可使交感神经兴奋性增高，甚至加重病情，诱发出血。因此，对于反复出血的患者，做好心理护理更是不可忽视的。针对这些心理障碍，医护人员应耐心、细致地做好患者的心理工作，正确地疏导他们，教他们学会自我心理调整、保持乐观情绪，鼓励其树立战胜疾病的信心，告之不良的情绪同样可诱发出血。同时做好家属的思想工作，不要歧视、厌烦患者，应关心、爱护、照料他们。

4. 注意休息，避免劳累

劳累能导致疾病或病情加重，休息是预防和治疗的方法之一。所以，做好肝硬化患者生活起居的指导是预防出血的又一重要环节。要指导患者养成规律的生活习惯，劳逸结合，避免过度劳累，保证有充分的卧床休息时间。平卧可减少患者体能消耗，减少肝脏的负荷和增加肝脏的血流量，有利于肝细胞的修复。对于那些家庭负担重或工作责任心强的患者，应奉劝其先暂时放下家庭责任或社会责任，安心养病。

参考文献：

［1］《中华内科杂志》编委会，《中华消化杂志》编委会，《中华消化内镜杂志》编委会. 急性非静脉曲张性上消化道出血诊治指南（2009，杭州）［J］. 中华消化内镜杂志，2009，26（9）：449-452.

［2］中国医师协会急诊医师分会. 急性上消化道出血急诊诊治专家共识［J］. 中国急救医学，2010，30（4）：289-293.

［3］中华外科学会门静脉高压症学组. 肝硬化门静脉高压症消化道出血治疗共识（讨论稿）［J］. 外科理论与实践，2009，14（1）：79-81.

［4］中华医学会. 临床诊疗指南：消化系统疾病分册［M］. 北京：人民卫生出版社，2005.

［5］邢洛红，马红云，赵智侠. 上消化道出血患者的饮食护理［J］. 河南科技大学学报（医学版），2010（2）.

［6］王钦加，荆绪斌. 非甾体抗炎药相关胃肠道损伤的研究现状［J］. 实用医学杂志，2010，26（18）：3280-3281.

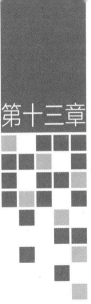

第十三章

胰腺炎

田某，女，43岁，半年前进食油腻食物后出现上腹疼痛、腹胀，伴有腰背痛、恶心、呕吐，当时未予重视。7天前因嘴馋多吃了一点肥甘厚味之品，上述症状加剧，就诊于当地医院，被诊断为"慢性胃炎"，经治疗后无明显缓解，近日就诊于省内某知名三甲医院消化内科门诊，医生结合患者症状及查体，建议患者查血、尿淀粉酶等项指标，结果回报提示：尿淀粉酶4 611单位每升（正常值：12-1 200单位每升），血淀粉酶正常，脂肪酶165国际单位每升。进一步查腹部CT，提示：胰腺弥漫性增大，密度下降，轮廓模糊，胰管扩张，胰周有少量积液。结合患者的理化检查结果，诊断其为胰腺炎。患者在该疗区住院后，经过中西医结合治疗，一周后病情有所好转。

但就在住院的第八天下午，患者再次出现上述症状。医生经详细询问后得知，当日上午亲戚来探望她，见她病情明显好转，十分高兴，就领着她在医院附近的餐馆吃了一个酱肘子。病情反复的原因就在这里，医生马上向患者及家属解释了疾病加重的原因，并再次强调了胰腺炎患者调控饮食的重要性，患者及家属点头称是。又经过一段时间的治疗，查血、尿淀粉酶的值均正常，症状体征也基本消失，患者满意地出院了。

　　大家应该都在想这胰腺炎吃点儿好的就犯病，那胰腺炎患者以后再也不能吃肉了吗？那平时应该吃点什么呢？胰腺炎是容易被误诊的，人们往往都以为是胃炎、肠炎，很少会想到胰腺出毛病。那平时应该根据什么来诊断并防范胰腺炎的发生呢？首先让我们先了解一下什么是胰腺炎。

一、什么是胰腺炎

　　胰腺炎是胰腺因胰蛋白酶的自身消化作用而引起的疾病，导致胰腺水肿、充血，或出血、化脓、坏死等。临床上出现腹痛、腹胀、恶心、呕吐、发热等症状。化验血和尿中淀粉酶含量升高。

（一）急性胰腺炎

1.概述

　　急性胰腺炎是指多种病因引起的胰酶激活，继以胰腺局部炎性反应为主要特征，伴或不伴有其他器官功能改变的疾病。临床上多数患者的病程呈自限性，20% ~ 30% 的患者临床经过凶险，总体病死率为 5% ~ 10%。

2.病因

　　在确诊为急性胰腺炎的基础上，应尽可能确定其病因，并努力祛除病因，以防复发。

　　（1）常见病因：胆石症（包括胆道微结石）、高三酰甘油血症、乙醇中毒等。胆源性胰腺炎仍是我国急性胰腺炎的主要病因。高三酰甘油血症性胰腺炎的发病率呈上升态势。当三酰甘油的值 ≥ 11.30 毫摩尔 / 升，临床极易发生急性胰腺炎；而当三酰甘油的值 <5.65 毫摩尔 / 升时，发生急性胰腺炎的危险性则减小。

　　（2）其他病因：壶腹乳头括约肌功能不良、药物和毒物、外伤、高钙血症、血管炎、先天性（胰腺分裂、环形胰腺、十二指肠乳头旁憩室等）、肿瘤性（壶腹周围癌、胰腺癌）、感染性（柯萨奇病毒、腮腺炎病毒、获得性免疫缺陷病毒、蛔虫症）、自身免疫性（系统性红斑狼疮、干燥综合征）、α_1-抗胰蛋白酶缺乏症等。近年来，内镜逆行胰胆管造影后、腹部手术后等医源性因素诱发的急性胰腺炎的发病率也呈上升趋势。

（3）经临床表现与影像、生物化学等检查不能确定病因者，称为特发性急性胰腺炎。

3.临床表现

腹痛是急性胰腺炎的主要症状，位于上腹部，常向背部放射，多为急性发作，呈持续性，少数无腹痛，可伴有恶心、呕吐。发热常源于全身炎症反应综合征、坏死胰腺组织继发细菌或真菌感染，发热、黄疸者多见于胆源性胰腺炎。临床体征方面，轻症者可表现为轻压痛，重症者可出现腹膜刺激征、腹水、格雷特纳征、卡伦征。少数患者因脾静脉栓塞出现门静脉高压、脾脏肿大。罕见横结肠坏死。腹部因液体积聚或假性囊肿形成可触及肿块。其他可有相应并发症所具有的体征。

局部并发症包括急性液体积聚、急性坏死物积聚、胰腺假性囊肿、包裹性坏死和胰腺脓肿。其他局部并发症还包括胸腔积液、胃流出道梗阻、消化道瘘、腹腔出血、假性囊肿出血、脾静脉或门静脉血栓形成、坏死性结肠炎等。局部并发症并非判断急性胰腺炎严重程度的依据。

全身并发症主要包括器官功能衰竭、全身炎症反应综合征、全身感染、腹腔内高压或腹脏间隔室综合征、胰性脑病。

4.诊断

临床上符合以下3项特征中的2项，即可诊断为急性胰腺炎：与急性胰腺炎符合的腹痛（急性、突发、持续、剧烈的上腹部疼痛，常向背部放射），血清淀粉酶和（或）脂肪酶活性至少大于3倍正常上限值，增强 CT/MRI 或腹部超声呈急性胰腺炎影像学改变。

（1）血清酶学检查：强调血清淀粉酶测定的临床意义，尿淀粉酶变化仅供参考。血清淀粉酶活性高低与病情严重程度不呈相关性。对患者是否开放饮食或病情程度的判断不能单纯依赖于血清淀粉酶是否降至正常，而应综合判断。血清淀粉酶持续增高要注意病情反复、并发假性囊肿或脓肿、疑有结石或肿瘤、肾功能不全、高淀粉酶血症等。要注意鉴别其他急腹症引起的血清淀粉酶增高。血清脂肪酶活性测定具有重要临床意义，尤其当血清淀粉酶活性已经下降至正常，或其他原因引起血清淀粉酶活性增高时，血清脂肪酶活性测定有互补作用。同样，血清脂肪酶活性与疾病严重程度不呈正相关。

（2）血清标志物：推荐使用 C 反应蛋白，发病 72 小时后 C 反应蛋白 >150 毫克 / 升提示胰腺组织坏死。动态测定血清白介素 –6 水平增高提示预后不良。血清淀粉样蛋白升高对急性胰腺炎的诊断也有一定价值。

（3）影像学诊断：在发病初期 24 ～ 48 小时行超声检查，可以初步判断胰腺组织形态学变化，同时有助于判断有无胆道疾病。但受患急性胰腺炎时胃肠道积气的影响，超声检查对急性胰腺炎不能做出准确判断，推荐 CT 扫描作为诊断急性胰腺炎的标准影像学方法，且发病 1 周左右的增强 CT 诊断价值更高，可有效区分液体积聚和坏死的范围。在重症急性胰腺炎的病程中，应强调密切随访 CT 检查。建议按病情需要，平均每周 1 次。按照改良 CT 严重指数，胰腺炎性反应分级为：正常胰腺（0 分），胰腺和（或）胰周炎性改变（2 分），单发或多个积液区或胰周脂肪坏死（4 分）；胰腺坏死分级为：无胰腺坏死（0 分），坏死范围 ≤ 30%（2 分），坏死范围 >30%（4 分）；胰腺外并发症，包括胸腔积液、腹水、血管或胃肠道等（2 分）。评分 ≥ 4 分可诊断为中重症急性胰腺炎或重症急性胰腺炎。此外，磁共振成像也可以辅助诊断急性胰腺炎。

5. 治疗

（1）轻症急性胰腺炎的治疗。

①监护：目前尚无法预测哪些患者会发展为重症急性胰腺炎，故所有患者至少应在入院3天内进行监护，以及早发现，对症治疗。

②支持治疗：最重要的是补液，应以晶体液作为首选，同时补充适量的胶体液、维生素及微量元素；低分子右旋糖酐可提高血容量、降低血黏滞度，预防胰腺坏死，每日500～1 000毫升。

③胰腺休息：短期禁食，不需要肠内或肠外营养，对轻症急性胰腺炎而言，鼻胃管无明显疗效。恢复饮食的条件为症状消失、体征缓解、肠鸣音恢复正常、出现饥饿感，不需要等待淀粉酶完全恢复正常。

④缓解腹痛：腹痛剧烈者可服用甲哌替啶，不推荐应用吗啡或胆碱能受体拮抗剂。

⑤不推荐常规使用抗生素，但对于胆源性胰腺炎应给予抗生素。

（2）重症急性胰腺炎的治疗。

①监护：如有条件，应将重症急性胰腺炎患者转入重症加强护理病房进行监护，针对器官功能衰竭及代谢紊乱情况采取相应防治措施。对出现低氧血症者应面罩给氧，对出现急性呼吸窘迫综合征者应给予正压辅助呼吸，对有严重麻痹性肠梗阻者可予鼻胃管持续吸引胃肠减压。

②液体复苏：发病初期每天需要补液5～10升。血细胞比容>50%提示有效循环血量不足，需要紧急补液；血细胞比容维持在30%左右时，输入低分子右旋糖酐可改善微循环；血细胞比容<25%应补充红细胞，白蛋白<20克/升应予补充。注意控制血糖、维持电解质和酸碱平衡。

③预防感染：有3项措施，即选择性肠道去污（口服或灌入肠道不吸收的抗生素）、静脉给予抗生素、肠内营养支持。选择性肠道去污是通过口服或灌入肠道不吸收的抗生素（如多粘菌素、两性霉素B），减少肠道内细菌的易位从而降低感染率的方法。选择静

脉给予的抗生素时应考虑广谱、脂溶性强、对胰腺渗透性好等因素。常用抗生素效应因子排列：亚胺培南西司他丁钠、氧氟沙星、环丙沙星、头孢曲松钠、头孢噻肟钠，联合应用甲硝唑对厌氧菌有效。疗程为 7 ～ 14 天，特殊情况下可延长。同时注意避免胰外器官继发细菌、真菌感染。

④营养支持：先施行肠外营养，病情趋向缓解后考虑尽早实施肠内营养。将鼻饲管放置屈氏韧带以下，能量密度为 4.187 千焦 / 毫升，如能耐受可逐步加量，其中肽类要素饮食耐受性高。热量为每天 8 000 ～ 10 000 千焦，其中 50% ～ 60% 来自碳水化合物，15% ～ 20% 来自蛋白，20% ～ 30% 来自脂类。注意补充谷氨酰胺制剂，对于高脂血症患者，要减少脂肪类的补充。肠内营养可预防肠道衰竭、维持肠道黏膜功能、防止肠内细菌易位。

⑤抑制胰腺外分泌和胰酶活性：生长抑素及其类似物如奥曲肽可直接抑制胰腺外分泌，目前国内绝大多数学者主张在重症急性胰腺炎治疗中使用。停药指征为症状改善、腹痛消失和（或）血清淀粉酶活性降至正常。加贝酯或抑肽酶均有抑制蛋白酶作用，但临床疗效尚有待证实，如应用则注意早期、足量。以往强调常规使用抑酸剂、阿托品、胰高血糖素、降钙素以及鼻胃管胃肠减压等，其疗效未得到循证医学证据的有力支持。但 H_2 受体拮抗剂和质子泵抑制剂可预防应激性溃疡的发生，多主张在重症急性胰腺炎发生时使用。

⑥预防和治疗肠道衰竭：选择口服肠道不吸收的抗生素；口服大黄、硫酸镁、乳果糖等保持大便通畅；口服微生态制剂双歧杆菌、乳酸杆菌等调节肠道菌群；静脉注射谷氨酰胺；尽量早期加强肠内营养或恢复饮食。

⑦内镜治疗：胆道紧急减压引流及去除嵌顿胆石对胆源性重症急性胰腺炎有效，最好在发病 24 小时内进行。对轻症急性胰腺炎在保守治疗中病情恶化时行鼻胆管引流术或经内镜逆行性胰胆管造影术。

⑧手术治疗胰腺坏死感染、胰腺脓肿、早发性重症急性胰腺炎等。

⑨其他血管活性物质，如前列腺素 E_1 制剂、丹参等，对微循环障碍有一定作用。腹腔灌洗可清除腹腔内细菌、内毒素、胰酶、炎症因子等，减少这些物质进入循环后对全身脏器的损害，但临床疗效报道不一。

（3）中医分型论治。

①急性期：

肝郁气滞证。治法：疏肝理气通腑。主方：柴胡疏肝散合清胰汤加减。

肝胆湿热证。治法：清利肝胆湿热。主方：茵陈蒿汤合龙胆泻肝汤或清胰汤加减。

腑实热结证。治法：清热通腑攻下。主方：大柴胡汤合大承气汤加减。

瘀热（毒）互结证。治法：清热泻火，祛瘀通腑。主方：泻心汤或大黄牡丹皮汤合膈下逐瘀汤加减。毒热重者酌情加用黄连解毒汤、犀角地黄汤、清胰解毒汤、安宫牛黄丸。

内闭外脱证。治法：通腑逐瘀，回阳救逆。主方：小承气汤合四逆汤加减。

②恢复期：

急性胰腺炎恢复期病机特点为正虚邪恋，主要表现为瘀留伤正，或见肝脾不和、肝胃不和、热灼津伤、胃阴不足之证，宜以调理脾胃、疏肝化湿为则。方用平胃散、柴胡疏肝散、桃仁六君子汤、养胃汤等。临床应根据余邪性质及气血阴阳虚损的不同情况辨证施治。

6. 预后

急性胰腺炎的预后取决于病变程度以及有无并发症。轻症急性胰腺炎预后良好，多在 5 ~ 7 日内恢复，不留后遗症。重症急性胰腺炎病情重而凶险，预后差，胰腺坏死、坏死感染的病死率分别为 10% 和 30%，经积极救治后幸存者可遗留不同程度的胰腺功能不全，反复发作可演变为慢性胰腺炎。

7. 临证诊疗禁忌要点

禁食是急性胰腺炎发作时采用的首要措施。病人在禁食期间往往因腹痛、口干、不能进食而出现精神萎靡不振，有时甚至烦躁。针对病人的心理，要耐心地做好解释工作，使其明白进食后刺激胰腺分泌胰液，胰管压力增高，不利于炎症的消除和机体的康复。同时要做好口腔护理，注意口腔卫生，因为唾液的分泌与积蓄不仅造成口腔的异味，还会使细菌滋生引起口腔内感染。如病人生活能自理，尽量让病人做到每天刷牙 1 ~ 2 次。口干时可用清水漱口，改善口腔内环境。对昏迷、生活不能自理的病人，要做到每天 2 次口腔护理。操作时应注意对口腔黏膜的保护，将纱布球拧干后再放入病人口腔内，以防止吸入性肺炎的发生。清醒的病人待病情好转后可在医生的指导下先进食少量低脂饮食，而后逐步增加。

（二）慢性胰腺炎

1. 概述

慢性胰腺炎是指各种病因引起的胰腺组织和功能不可逆的慢性炎症性疾病，其病理特征为胰腺腺泡萎缩、破坏和间质纤维化。临床以反复发作的上腹部疼痛和（或）胰腺外、内分泌功能不全为主要表现，可伴有胰腺实质钙化、胰管扩张、胰管结石和胰腺假性囊肿形成等。

2. 病因

慢性胰腺炎的致病因素较多，且常常是多因素作用的结果。酗酒是主要的因素之一，西方国家占 60% 以上，我国约占 35%。其他致病因素有高脂血症、高钙血症、胰腺先天性异常、胰腺外伤或手术、自身免疫性疾病、基因突变或缺失等。20% ~ 30% 的患者致病因素不明确。

3. 临床表现

（1）分型

根据慢性胰腺炎的病程，临床表现可分为 4 型，见下表。

慢性胰腺炎的临床表现分型

分型	主要表现
Ⅰ型（急性发作型）	急性上腹痛，伴血清淀粉酶升高和影像学急性炎症改变
Ⅱ型（慢性腹痛型）	间歇性或持续性上腹部疼痛
Ⅲ型（局部并发症型）	假性囊肿、消化道梗阻、左侧门静脉高压症、腹水、胰瘘等并发症
Ⅳ型（外、内分泌功能不全型）	消化吸收不良、脂肪泻、糖尿病和体重减轻等症状

腹痛虽然是慢性胰腺炎的主要临床症状，但 3%～20% 的患者可无明显腹痛，仅因体检或出现Ⅲ、Ⅳ型症状时才确诊为慢性胰腺炎。

（2）体征

上腹部压痛，急性发作时可有腹膜刺激征。当并发巨大假性囊肿时可扪及包块。当胰头显著纤维化或假性囊肿压迫胆总管下段，可出现黄疸。由于消化吸收功能障碍可导致消瘦，亦可出现其他并发症相关的体征。

（3）影像诊断

X 射线：部分患者可见胰腺区域的钙化灶、阳性结石影。

腹部超声：根据胰腺形态、回声和胰管变化可作为慢性胰腺炎的初筛检查，但诊断的敏感度不高。CT/MRI/ 磁共振胰胆管造影（MRCP）：CT 显示胰腺增大或缩小、轮廓不规则、胰腺钙化、胰管不规则扩张或胰腺假性囊肿等改变；MRI 对慢性胰腺炎的诊断价值与 CT 相似，但对钙化和结石的显示不如 CT；MRCP 可显示胰管扩张的程度和结石位置，并能明确部分慢性胰腺炎的病因。

内镜超声：对慢性胰腺炎的诊断优于腹部超声，诊断敏感度约为 80%。主要表现为胰实质回声增强、主胰管狭窄或不规则扩张及分支胰管扩张、胰管结石、假性囊肿等。

内镜逆行胰胆管造影术：是诊断慢性胰腺炎的重要依据，可见胰管狭窄及扩张、结石。轻度慢性胰腺炎表现为胰管侧支扩张或阻塞（超过3个），主胰管正常；中度慢性胰腺炎表现为主胰管狭窄及扩张；重度慢性胰腺炎表现为主胰管阻塞、狭窄、结石、钙化，有假性囊肿形成。

（4）实验室检查

急性发作期可见血清淀粉酶升高，如合并胸、腹水，胸、腹水中的淀粉酶含量往往明显升高。血糖测定及糖耐量试验可反映胰腺内分泌功能。慢性胰腺炎也可出现血清糖类抗原19-9增高，如明显升高，应警惕合并胰腺癌的可能。胰腺外分泌功能试验：胰腺外分泌功能检查多为无创性检查，是诊断的参考依据，但目前开展的试验敏感度较差。其他相关检查：有条件可行IgG4血钙、血脂、甲状旁腺素、病毒等检查以明确慢性胰腺炎的病因。

（5）慢性胰腺炎的病理变化

慢性胰腺炎的基本病理变化包括不同程度的腺泡破坏、胰腺间质纤维化、导管扩张和囊肿形成等。按其病理变化可分为慢性钙化性胰腺炎、慢性阻塞性胰腺炎和慢性炎症性胰腺炎。慢性钙化性胰腺炎最多见，表现为散发性间质纤维化及腺管内蛋白栓子、结石形成及腺管的损伤；慢性阻塞性胰腺炎因主胰管局部阻塞、导管狭窄导致近端扩张和腺泡细胞萎缩，由纤维组织取代；慢性炎症性胰腺炎主要表现为胰腺组织纤维化和萎缩及单核细胞浸润。出现并发症时，也可见胰腺外器官的病理变化，如胆管梗阻、门静脉受压、血栓形成等。

4.诊断

（1）诊断标准：主要诊断依据：①典型的临床表现（反复发作上腹痛或急性胰腺炎等）；②影像学检查提示胰腺钙化、胰管结石、胰管狭窄或扩张等；③病理学特征性改变；④胰腺外分泌功能不全表现。②或③可确诊，①＋④可拟诊。

（2）临床分期：根据慢性胰腺炎的临床表现和并发症进行分期，对治疗选择具有指导意义。其中：1期，仅有Ⅰ型或Ⅱ型临床表现；2期，出现Ⅲ型临床表现；3期，出现Ⅳ型临床表现。

5.治疗

治疗原则为祛除病因、控制症状、改善胰腺功能、治疗并发症和提高生活质量等。

（1）一般治疗。慢性胰腺炎患者须禁酒、戒烟、避免过量高脂肪及高蛋白饮食。长期脂肪泻患者，应注意补充脂溶性维生素及维生素 B_{12}、叶酸，适当补充各种微量元素。

（2）内科治疗。

①急性发作期的治疗：治疗原则同急性胰腺炎。

②胰腺外分泌功能不全的治疗：主要应用外源性胰酶制剂替代治疗并辅助饮食疗法。胰酶制剂对缓解胰源性疼痛也具有一定作用。首选含高活性脂肪酶的超微微粒胰酶胶囊，并建议餐中服用。疗效不佳时可加服质子泵抑制剂、H_2 受体阻滞剂等抑酸药物。

③合并糖尿病的治疗：采用强化的常规胰岛素治疗方案，维持慢性胰腺炎患者最佳的代谢状态。由于慢性胰腺炎合并糖尿病患者对胰岛素较敏感，应注意预防低血糖的发生。

④疼痛的治疗：一般轻症患者可经戒酒、控制饮食而缓解。

药物治疗包括止痛药、胰酶制剂和生长抑素及其类似物。梗阻性疼痛可行内镜治疗，非梗阻性疼痛可行 CT、超声内镜引导下腹腔神经丛阻滞术。上述方法无效时可考虑手术治疗。

⑤中医中药治疗：慢性胰腺炎属于中医"胃脘痛""腹痛""泄泻""痞证""癥瘕积聚"等范畴。中医学认为慢性胰腺炎的病机主要为本虚标实，本虚主要为脾虚，标实主要表现为气滞血瘀。目前中医在治疗慢性胰腺炎方面显示出明显的优势。

肠胃积热。治法：清热化湿、通里攻下。方药：清胰汤合大承气汤加减。

　　肝胆湿热。治法：疏肝泄胆、清热利湿。方药：清胰汤合龙胆泻肝汤加减。

　　脾虚食滞。治法：健脾化积、调畅气机。方药：清胰汤合枳实化滞丸加减。

　　瘀血内结。治法：活血化瘀、理气止痛。方药：少腹逐瘀汤加减。

　　（3）内镜介入治疗：慢性胰腺炎的内镜治疗主要用于胰管减压和取石，缓解胰源性疼痛，提高患者生活质量。术式包括胰管扩张、支架置入、取石、碎石、囊肿引流等。对内镜取出困难的、直径大于5毫米的胰管结石，可行体外震波碎石术，碎石成功率达95%以上，结合内镜治疗结石清除率可达70%～85%。

　　（4）外科治疗：手术治疗分为急诊手术和择期手术。

　　急诊手术适应证：慢性胰腺炎并发症引起的感染、出血、囊肿破裂等。

　　择期手术适应证：经内科和介入治疗无效；压迫邻近脏器导致胆道、十二指肠梗阻，经内镜治疗无效，以及左侧门静脉高压伴出血；假性囊肿、胰瘘或胰源性腹水，经内科和介入治疗无效；不能排除恶变。

　　手术方式：手术治疗的原则是运用尽可能简单的术式缓解疼痛、控制并发症、延缓胰腺炎症进展和保护胰腺功能。术式的选择需要综合考虑胰腺炎性包块、胰管梗阻及并发症等因素。对于主胰管扩张、无胰头部炎性包块者，可以采用胰管空肠侧吻合术；对于胰头部炎性包块、胰头多发性分支胰管结石，合并胰管、胆管或十二指肠梗阻者，可考虑行标准的胰十二指肠切除术或保留幽门的胰十二指肠切除术（保留十二指肠的胰头切除术在保留十二指肠和胆道完整性的同时，既切除了胰头部炎性包块，又能够解除胰管及胆道的梗阻，主要术式包括保留十二指肠胰头切除手术、胆胰管阻塞手术和部分胰头组织切除手术）；对于炎性病变或主胰管狭窄集中于胰体尾部者，可以采用切除脾脏或保脾的胰体尾切除术；对于全胰广泛炎性改变和多发分支胰管结石，不能通过胰腺部分切除或胰管切开等方式达到治疗目的者，可考虑全胰切除和自体胰岛移植。

二、临证诊疗禁忌

（一）饮食临证诊疗禁忌

1.忌暴饮暴食

暴饮暴食可以导致胃肠功能紊乱，短时间内使大量食糜进入十二指肠，引起乳头水肿和奥迪括约肌痉挛，刺激大量胰液与胆汁的分泌，使肠道的正常活动及排空发生障碍，阻碍胆汁和胰液的正常引流，引起胰腺炎。所以，当朋友相聚、欢度假日时，在饭桌上一定不可暴食暴饮、胡吃海喝。

2.忌食高脂食物

嗜食高脂食物是引起慢性胰腺炎急性发作或迁延难愈的重要原因，因此，患者一定要禁吃油腻、高脂食物，例如肉汤、奶类、油炸食物、肥肉、猪油、芝麻、花生仁、鸡汤、鱼汤等应少吃或不吃。油腻、高脂食物不但不易消化，而且能促进胆汁分泌，而胆汁又能激活胰腺中的消化酶，使病情加重。慢性胰腺炎易产生脂泻（稍吃油荤即腹泻），加之长期难以根治，所以，患者容易出现营养不良的状况。因此，可吃富含营养的食物，如鱼肉、瘦肉、蛋白、豆腐等，米、面等碳水化合物以及新鲜蔬菜也宜适当多吃。

3.烹调方式的选择

在烹调饮食方面，应少煎炒，多蒸炖，以利于营养的消化吸收。蔬菜可多选择菠菜、花菜和花椰菜、萝卜，但必须煮熟炖软，以防止增加腹泻。

4.忌食对胃液分泌有促进作用的食物

调味品过酸、过辛辣会增加胃液分泌，过咸会增加胰腺充血水肿，加重胰腺负担。因此，应忌食辛辣、过咸、过酸的食物，当然，辛辣刺激性调味品、咖啡因等都应该尽量避免。在挑选水果方面，可选桃子、香蕉等没有酸味的水果。

5.忌易产气引起腹胀的食物

易产气的食物也可导致胰腺炎的发作，如炒黄豆、蚕豆、豌豆、红薯等。另外，碳酸饮料会在肠内产生二氧化碳气体，因此，也应禁忌。

6.忌不食早餐

不吃早餐产生的饥饿性胃空虚，会引起胆汁分泌减少。与此同时，胆汁中的胆汁酸含量降低，胆固醇含量则趋于饱和，进而沉淀并结晶。长时间不吃早餐，将加速胆固醇结晶变大，从而形成胆结石。胆结石阻塞胆管，造成胆汁逆流入胰管，易引起急性胰腺炎。

7.忌食熘、炸、煎的食物

高温油脂中含有丙烯醛等裂解产物，可刺激胆道，引起胆道痉挛急性发作，诱发胆绞痛。而胆道发生炎症时，其细菌毒素、游离胆原等也可能扩散到胰腺，引发胰腺炎。因此，为避免胰腺炎的发生，应禁忌吃熘、炸、煎的食物，尤其是晚上不能吃此类食物，这点至关重要。

（二）忌饮酒

研究表明，35.9%的胰腺炎患者发病与饮酒有关。乙醇可以通过刺激胃酸分泌，促使胰泌素与缩胆囊素分泌，促使胰腺外分泌增加，刺激奥迪括约肌痉挛和十二指肠乳头水肿，胰液排出受阻，使胰管内压增加。长期饮酒者常有胰液内蛋白含量增高，易沉淀而形成蛋白栓，使胰腺腺泡、胰腺小导管破裂，损伤胰腺组织及胰管系统，使胰液排除不畅。平素酗酒的人由于慢性酒精中毒和营养不良而致肝、胰等器官受到损害，抗感染的能力下降。在此基础上，可因一次酗酒而致急性胰腺炎。所以忌饮酒也是预防方法之一。

（三）忌滥用药物

已知应用某些药物如噻嗪类利尿药（如氯噻嗪、氢氯噻嗪、环戊噻嗪、苄氟噻嗪及氯噻酮等）、硫唑嘌呤、糖皮质激素（如泼尼松、泼尼松龙、地塞米松等）、四环素（如金霉素、土霉素等）、磺胺类（如磺胺嘧啶、磺胺甲噁唑等）等可直接损伤胰腺组织，使胰液分泌或黏稠度增加，引起急性胰腺炎，多发生在服药最初 2 个月，与剂量不一定相关。因此，在服药之前应仔细阅读说明书，或者在医师的指导下用药，以免导致胰腺炎的发生。

（四）忌忽视感染

急性胰腺炎可继发于急性传染性疾病，并随感染痊愈而自行消退，如急性流行性腮腺炎、传染性单核细胞增多症、柯萨奇病毒、肺炎衣原体感染等，常可伴有特异性抗体浓度升高。患沙门菌或链球菌败血症时也可出现胰腺炎。

（五）忌发怒、抑郁

郁怒伤肝，使肝气郁结，而横逆脾胃，进而脾胃受抑，中焦不行，中焦气化不能通泄于外，反结于内，清者不升，浊者不降，清浊相扰，发为郁滞，而致脾心痛。另外，郁怒伤肝使肝失疏泄，而致胆气受阻，不能通降小肠，而反逆于胰，使胰液外泄受阻，经络不畅，致旧病复发或急性发病。

参考文献：

［1］中华中医药学会脾胃病分会.急性胰腺炎中医诊疗专家共识意见［J］.中华中医药杂志（原中国医药学报），2013，28（6）：1826-1831.

［2］中华胰腺病杂志编委会，中华医学会消化内镜学分会.慢性胰腺炎诊治指南（2012，上海）［J］.中华消化内镜杂志，2012，29（6）：301-303.

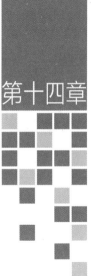

第十四章

胰腺癌

| 案例 |

　　林某，男，68岁，既往嗜酒，喜食肥甘厚味食物，而且患有糖尿病，病史10余年。因腹胀3个月，皮肤黄染半个月，伴有食欲缺乏1周，在某院被诊断为胰腺癌，并携带影像学相关诊断资料就诊于该医院消化科，行内科保守治疗。经治疗1周后患者腹痛、腹胀略缓解，仍有乏力、皮肤瘙痒、食欲缺乏，伴恶心、泛酸，进食后偶有呕吐胃内容物，精神差，小便色黄为酱油色，大便时呈白陶土色。专科查体：舌质暗，苔黄腻，脉弦涩。皮肤、巩膜明显黄染，腹部膨隆，上腹部可及肿块，腹部移动性浊音阳性，手、足部轻度凹陷性水肿。理化检查：肝功：总蛋白53.60克每升，白蛋白23.27克每升，球蛋白30.33克每升，总胆红素436.20毫摩尔每升，直接胆红素270.10毫摩尔每升，间接胆红素166.10毫摩尔每升，谷草转氨酶524单位每升，谷丙转氨酶340单位每升，碱性磷酸酶4 235单位每升，谷氨酰转肽酶621单位每升。林某住院期间，医生向家属反复强调，要调整好心态，做好患者心理辅导，并且饮食上要避免食用那些可能会导致病情恶化的食物，经过患者及家属的积极配合，通过中西医结合治疗，患者的生活质量明显改善了。由此可见，要想对抗癌症，需要的不仅仅是医疗上的支持，还需要医生、患者及家属之间良好的配合。

　　那么什么样的体质或有哪些基础性疾病的人更应该注意胰腺癌的发生呢？饮食上到底要注意些什么呢？下面让我们来看看到底什么是胰腺癌及怎样去预防，并且了解一下胰腺癌患者应遵循的相关注意事项及禁忌。

一、什么是胰腺癌

　　胰腺癌是发生于胰腺外分泌腺的恶性肿瘤。胰腺恶性肿瘤可来自胰腺外分泌腺、内分泌腺或非上皮组织，其中 95% 为胰腺癌。近 20 年胰腺癌发病率逐渐增高趋势明显，恶性程度高，发现多为晚期，临床表现多样，缺乏特异性，早期诊断较困难，预后极差。发病年龄以 45 ~ 70 岁为最多见，40 岁以下患者 <2%，男女比为（1.3 ~ 8）：1。

　　中医认为，胰腺癌的病因首先是人体阴阳失于平衡，组织细胞在不同致癌因素的长期作用下细胞突变而引起的。它主要表现在组织细胞异常及过度的增生。同时恶性肿瘤又属于中医"毒病"的范畴。中医认为，所谓"毒"，实际上是对人体构成伤害以及伤害致病的程度的依据和标志。"毒"之所以致病，是因为毒性本身和人体正气势不两立。正气可以驱邪毒，邪毒也可以损伤正气，两者相争，正不胜邪而致病。其实胰腺癌组织也是人体的一部分，只有在人体阴阳平衡失调、五行生克乘侮发生变化的前提之下，人体的免疫监控系统才会对它失去监控，任其发展。长期下去，癌细胞不断繁殖、日益增多，最后会侵蚀周围正常组织，消耗大量能量和营养，影响人体的正常生理代谢，造成机体逐渐衰竭，最终导致死亡。中医理论认为，在生活中出现内伤酒食、饮食不节、聚湿生痰、伤脾损胃、痰湿瘀血结聚于脾，日久不散，酿生癌瘤。而当外感湿毒湿气通于脾，脾性恶湿，职司运化。若外感湿毒损伤脾气，脾运失职，水湿不化，郁而化热，湿热内蕴，热毒结瘤。

（一）病因和发病机制

胰腺癌的病因和发病机制不明。流行病学调查资料显示，其发病危险因素有吸烟、高脂肪和高蛋白饮食、遗传、糖尿病、慢性胰腺炎、胆石症、嗜酒、经常饮咖啡、某些化学致癌物、内分泌改变等。分子生物学研究显示，癌基因激活与抑癌基因失活以及 DNA 修复基因的异常在胰腺癌发生过程中发挥作用。

（二）病理

胰腺癌可发生于胰腺的任何部位，但以胰头最多见，约占 60% ~ 70%，胰体占 5% ~ 10%，胰尾占 10% ~ 15%，弥漫性病变占 10%。按世界卫生组织标准，原发性胰腺外分泌腺恶性肿瘤有导管腺癌、浆液性囊腺癌、黏液性囊腺癌、导管内乳头状黏液癌、腺泡细胞癌、胰母细胞瘤、乳腺实性乳头状癌、破骨细胞样巨细胞瘤等，其中 85% ~ 90% 起源于胰导管上皮细胞。

当患者被确诊为胰腺癌时，仅有 10% 的癌灶局限于胰腺，90% 已有转移。转移以胰周和腹腔脏器为多，其中 50% 为肝转移，25% 为肠系膜转移，20% 则侵犯十二指肠。

早期发生转移的因素有：胰腺无真正意义上的包膜；胰腺血管、淋巴管丰富，肿瘤生长快；胰腺区域腹膜较薄，癌细胞易于突破。

转移方式有直接蔓延、淋巴转移、血液转移。

直接蔓延：胰头癌在早期就压迫并浸润邻近的脏器（胆总管、十二指肠、门静脉、腹膜后组织、结肠），胰尾癌多见腹膜转移，癌细胞可直接种植于腹腔神经组织。

淋巴转移：胰头癌常经淋巴转移至幽门下淋巴结，也可累及胃、肝、腹膜、肠系膜、主动脉周围，甚至纵隔、支气管周围、锁骨上淋巴结。

血液转移：胰体尾癌易早期发生血液转移，转移至肝最为常见。并可经肝静脉侵入肺部，再经体循环广泛转移至其他脏器。

（三）临床表现

多数胰腺癌患者起病隐匿，早期症状不典型，可以表现为上腹部不适、隐痛、消化不良或腹泻，常易与其他消化系统疾病相混淆。

（四）症状

1.疼痛

常表现为不同程度、不同方式的上腹部或腰背部疼痛，有时以夜间为甚，可以呈束带状分布。

2.黄疸

不明原因的梗阻性黄疸进行性加重，多见于胰头部肿瘤。

3.体重下降

多数患者可以出现不明原因的消瘦、体重减轻，往往在短期内体重较快地下降。

4.其他症状

近期出现厌食、腹泻以及不能解释的消化不良症状。

（五）体征

黄疸时可扪及无压痛肿大胆囊为库瓦济埃（Courvoisier）征，是诊断胰腺癌的重要体征。胆汁淤积、肝转移癌可致肝肿大，胰腺癌压迫脾静脉可造成脾肿大。晚期有腹部包块、腹水、远处转移征象。

（六）辅助检查

1.生化检查

早期无特异性血生化指标改变，肿瘤阻塞胆管时可引起血胆红素升高，伴有丙氨酸氨基转移酶、天门冬氨酸氨基转移酶、γ-谷氨酰转肽酶及碱性磷酸酶等酶学改变。

2.血液肿瘤标志物检查

临床上常用的与胰腺癌诊断相关肿瘤标志物有糖类抗原19-9、癌胚抗原、糖类抗原50和糖类抗原242等，其中糖类抗原19-9可以高于或等于正常值的10倍。对于糖类抗原19-9升高者，应排除胆道梗阻和胆系感染才具有诊断意义。

3.影像学检查

协助诊断胰腺癌的医学影像学技术和手段较多，包括B超、CT、MRI、ERCP、正电子发射计算机断层扫描（PET-CT）和超声内镜检查等，其特点各不相同。根据病情，选择恰当的影像学技术是诊断胰腺占位的前提。由于各种检查技术的特点不同，选择时应遵循"完整（显示整个胰腺）、精细（层厚2～3毫米的薄层扫描）、动态（动态增强、定期随访）、立体（多轴面重建，全面了解毗邻关系）"的基本原则。

（1）B超检查：此项检查简单、方便、实时和无创，可用于胰腺癌的初步诊断和随访，对肝脏、胆管和较大的胰腺肿块具有较高诊断价值。超声造影技术可用于胰腺癌的早期诊断。

（2）CT/CTA：是诊断胰腺疾病的常用影像技术。不同CT扫描技术的侧重点各异：①上腹部平扫及增强扫描可显示较大的胰腺肿瘤和肝脏、胰腺旁淋巴结；②中腹部薄层动态增强/胰腺薄层动态增强（扫描层厚度≤3毫米）是诊断胰腺病变的最佳CT技术；③多平面重建（MPR）是显示胰腺肿块毗邻关系的最佳CT技术；④CT血管造影（CTA）是显示胰腺相关血管病变的理想技术。

（3）MRI/MRCP/MRA：此类检查是诊断胰腺疾病的常用影像技术。①常规上腹部平扫及增强扫描，主要用于显示较大的胰腺肿瘤和肝脏、胰腺旁淋巴结；②中腹部薄层动态增强/胰腺薄层动态增强扫描，是显示胰腺肿瘤的最佳MRI技术，在显示合并的水肿性胰腺炎方面优于CT；③MRCP与中腹部MRI薄层动态增强联合应用，诊断价值更高。

（4）ERCP：此项检查可以发现胰管狭窄、梗阻或充盈缺损等异常。

（5）PET-CT：主要价值在于辨别"胰腺占位"的代谢活性，另外在发现胰腺外转移方面也具有明显优势。

（6）超声内镜：可以判断胰腺病变与周围组织结构的关系，引导对病变采取穿刺活检、引流等诊治操作。

（七）诊断和鉴别诊断

胰腺癌病人的主要症状包括上腹部不适、体重减轻、恶心、黄疸、脂肪泻及疼痛等，均无特异性。对临床上怀疑患有胰腺癌的病人和胰腺癌的高危人群，应首选无创性检查手段进行筛查，如血清学肿瘤标记物、超声、胰腺 CT 或 MRI 等。肿瘤标记物联合检测并与影像学检查结果相结合，可提高阳性率，有助于胰腺癌的诊断和鉴别诊断。

（八）治疗

1. 外科治疗

外科治疗原则：手术目的是实施根治性切除。根据综合诊治的原则，术前应该进行多学科讨论，充分评估根治性切除的把握性，还要明确肿瘤是否有远处转移和并发症；对疑似有远处转移而高质量的 CT 或 MRI 检查仍然无法确诊的患者，应该进行 PET-CT 扫描检查。

（1）可根治切除胰腺癌手术治疗：通过影像学检查，判断肿瘤可根治切除的标准是：无远处转移，无肠系膜上静脉—门静脉扭曲，腹腔、肝动脉和肠系膜上动脉周围脂肪间隙清晰。

（2）可能切除胰腺癌的手术治疗：可能切除的标准是：无远处转移；肠系膜上静脉、门静脉有狭窄、扭曲或闭塞，但切除后可安全重建；胃及十二指肠动脉侵犯达肝动脉水平，但未累及腹腔干；肿瘤侵犯肠系膜上动脉未超过周径的 180 度。

（3）姑息性手术治疗。经影像学检查，发现以下情况之一应判定为肿瘤不可切除：远处转移；不可重建的肠系膜上、门静脉侵犯；胰头癌，肿瘤包绕肠系膜上动脉超过 180 度或累及腹腔干和下腔静脉；胰体尾癌，肿瘤累及肠系膜上动脉或包绕腹腔动脉干超过 180 度。

2. 内科治疗

根据综合诊治的原则，内科治疗应进行多学科讨论评估，包括患者全面体能状况评估、肿瘤分期及分子标记物检查等结果，制订合理的内科治疗计划。

（1）化学治疗

①术后辅助化疗：与单纯手术相比，术后辅助化疗具有明确的疗效，可以防止或延缓肿瘤复发，提高术后长期生存率，因此，积极推荐术后实施辅助化疗。术后辅助化疗方案推荐使用氟尿嘧啶类药物（包括替吉奥胶囊以及 5- 氟尿嘧啶 / 亚叶酸钙）或吉西他滨单药治疗；对于体能状态良好的患者，可以考虑联合化疗。

②新辅助化疗：对于可能切除的胰腺癌患者，如体能状况良好，可以采用联合化疗方案或单药进行术前治疗，降期后再行手术切除。通过新辅助治疗不能手术切除者，即采用晚期胰腺癌的一线化疗方案。

③不可切除的局部晚期或转移性胰腺癌的化疗：对于不可切除的局部晚期或转移性胰腺癌，积极的化学治疗有利于减轻症状、延长患者生存期和提高生活质量。

（2）放射治疗：同步放、化疗是局部晚期胰腺癌患者的主要治疗手段之一。以吉西他滨或 5- 氟尿嘧啶类药物为基础的同步放、化疗可以提高局部晚期胰腺癌患者的中位生存期，缓解疼痛症状，从而提高临床获益率，成为局部晚期胰腺癌患者的标准治疗手段。另外，对于胰腺癌术后甲状腺下淋巴结或腹膜后淋巴结转移病例、局部残存或切缘不净者，术后同步放、化疗可以弥补手术的不足。术前新辅助放、化疗也是目前对临界切除病例的研究热点。关于治疗适应证选择以及合理的剂量模式与局控率的关系尚无明确共识，调强适形放疗、螺旋断层放射治疗以及包括光子刀和伽玛刀的立体定向放射治疗技术正越来越多地用于胰腺癌的治疗，使患者的局部控制率和生存率获得了改善和提高。

①辅助放疗：术后辅助放疗尚存争议，目前尚缺乏高级别的循证医学依据，建议积极参与临床试验。但是对于切缘阳性（R1手术）胰腺癌，采用辅助性放、化疗可改善患者的生存质量。推荐采用CT模拟加三维放射治疗计划。

②新辅助放疗：对于可切除及可能切除的局部晚期胰腺癌的新辅助治疗尚无标准方案，缺乏高级别的循证医学依据，建议参与临床试验。目前的研究证据表明，临界切除的局部晚期胰腺癌患者接受术前放、化疗可以提高手术切除率，并可改善患者生存质量。治疗方案包括氟尿嘧啶类（5-氟尿嘧啶持续输注或含卡培他滨方案），或含吉西他滨方案放疗，或诱导化疗（2～4周期）有效后采用含5-氟尿嘧啶或含吉西他滨方案的同步放、化疗。

③不可切除的局部晚期胰腺癌的放疗：对于全身状况良好的不能切除的局部晚期胰腺癌，采用同步放、化疗或诱导化疗有效后放疗可缓解症状和改善患者生存质量。对于梗阻性黄疸的病例，建议放疗前放置胆管支架引流胆汁。回顾性临床资料分析表明，采用现代放疗技术治疗局限性胰腺癌可延长患者生存期。对由于梗阻、压迫或疼痛的转移性胰腺癌患者可给予减症放疗。

（3）其他治疗建议。

一是介入治疗。由于胰腺癌的供血多为乏血供和多支细小动脉供血等特征，介入治疗效果有限，推荐证据不足，可以采取超选择性供血动脉灌注化疗或栓塞时胰腺癌原发病灶和肝转移病灶进行治疗，但尚缺乏高级别的循证医学证据，需要进行大样本多中心临床研究以明确介入治疗的指征和意义。

二是姑息治疗与营养支持。提高胰腺癌患者的生存质量是姑息治疗的重要目标。终末期胰腺癌患者的症状可以大致归为两类：一类是疼痛，包括肿瘤引起的癌痛和器官累及引起的其他疼痛，如消化道中胆管梗阻引起的痉挛痛等；另一类是乏力相关症状，主要是由于营养摄入不足或代谢异常引起的营养不良。缓解疼痛和给予营养支持对于减轻患者临床症状、提高生活质量具有积极意义。

（4）中医药治疗：与现代医学相比，中医药治疗并非着眼于直接杀灭癌细胞，而是注重于"扶正"调理。中医药有助于增强机体的抗癌能力，降低放、化疗的毒性，改善临床症状，提高患者生活质量，并有可能延长其生存期，可以作为胰腺癌治疗的重要辅助手段。

（九）预后

胰腺癌预后甚差，症状出现后患者的平均存活时间不足1年，不治疗的仅生存4～6个月，根治术后的5年存活率在10%～25%之间，平均为10～20个月，但小胰癌术后5年生存率可达41%。

二、临证诊疗禁忌

胰腺癌在近代医学有记载以来一直是一种"冷门"的癌种，如今曝光率越来越高，胰腺癌的患者队伍正日益壮大，发病率已经超越胃癌。而无肉不欢、热爱"三高"饮食者，正是它的目标对象。除此以外，胰腺癌和糖尿病的关系还颇为"暧昧"，所以糖尿病患者要格外小心。慢性胰腺炎患者、好烟酗酒者、高脂、高糖、高油饮食爱好者、糖尿病患者等都是胰腺癌发病的高危人群。胰腺癌是一种"富贵病"，美国研究发现，每天吃香肠、热狗等加工肉类超过 50 克者，罹患胰腺癌风险比常人增加 33%。这是因为长期大量进食高脂、高胆固醇食物，会导致油脂进入血液循环，使得胰腺本身微循环受到影响，而且处于不断制造消化酶的高负荷状态，增加胰腺细胞分裂出错而发生癌变的概率。因此有专家指出，凡以上"对号入座"的高危人群，建议每年至少到医院检查一次，进行 B 超筛查和抽血化验。如果 B 超检查可疑，糖类抗原 19-9、癌胚抗原这两个肿瘤标志物又增长，就需要做进一步检查，如通过 CT、ERCP 或者超声内镜检查来排除疾病。

（一）忌烟酒

养成良好的生活习惯，戒烟限酒。世界卫生组织预言，如果人们都不再吸烟，5 年之后，世界上的癌症患者人数将减少 1/3。吸烟是最常见的诱发胰腺癌的原因之一。大量的研究支持胰腺癌与吸烟之间有密切联系。首先，吸烟促使致癌物质烟草特异性 N- 亚硝酸盐分泌到胆管，随后反流入胰管；其次，烟草特异性 N- 亚硝酸盐对器官的特异性作用可随血流入胰腺；最后，吸烟可增加血脂水平，促发胰腺癌。动物实验已证明，用烟草酸水饲养动物，可以导致其患上胰腺癌。一组大样本调查结果显现，吸烟者罹患胰腺癌的概率较不吸烟者高出 1.5 倍，吸烟量越大，胰腺癌的发病概率越高，如每天吸烟 1 包者，胰腺癌发病在男女两性，各高出不吸烟者 4 倍及 2 倍。吸烟者可能因细胞甲基化水平低而易致癌。有实验证实，保持足够的叶酸和吡哆醛浓度，可减少与吸烟相关的胰腺癌的危险性。研究显示，不仅主动吸烟是胰腺癌的危险因素，被动吸烟同样与胰腺癌的发病有关。戒烟 10 年后，胰腺癌的发病率就可以降到正常人水平。酒精饮料对胰腺癌发病的影响亦存在争议。有研究认为，每月饮酒 10 次以上者，胰腺癌发生危险比不饮酒者高 3 倍。长期饮啤酒者危险性是对照组的 3 倍，而饮葡萄酒者与对照组则无差异。

（二）忌食用过多甜品

人天生具有一个"内部控制系统"，只要吃到足够多的热量，通常就会停下嘴来。也就是说，人的胃口是有限的。每 1 克白糖含有 4 千卡的热量，所以，如果食物当中添加了糖，就平白增加很多热量，会更容易饱。特别是孩子，如果他们吃了甜东西之后觉得饱，就不肯再多吃东西了，于是其他很多营养丰富的东西就会远离孩子的胃。遗憾的是，白糖除了热量，几乎什么营养价值也没有。它不含蛋白质，也不含维生素，几乎不含钙和铁，也没有一点膳食纤维。它进入体内后，还要消耗身体储备的维生素，否则就无法代谢分解。如果孩子靠它来填肚子，对身体发育的影响可想而知。稍有一点营养知识的人都知道，糖还会影响酸碱平衡，消耗体内的钙，让孩子变成"豆芽菜"，而且增大患近视的危险，让女性容易骨质疏松。比如说，晚餐喝了一罐 335 毫升的可乐，那么就会从中得到约 38 克白糖，相当于两大勺。对于一个幼儿来说，这几乎相当于他一餐总量的一半。可以想见，孩子吃其他食物的数量肯定会大大下降。虽然餐桌上有鱼有肉，有豆制品，有各种蔬菜，但是他都只是少量吃一点。如果饭后喝可乐，虽然胃口没有受到影响，但是却额外增加了热量，久而久之很可能引起虚胖。最近的一项研究报告给人们敲响了警钟：吃太多的糖可能增大胰腺癌症的风险！这项在瑞典进行的研究共调查了 8 万名男女，从 1997 年直到 2005 年，分析了饮食习惯和胰腺癌发生之间的关系。结果证实，每天喝两杯甜饮料的人患胰腺癌的风险比基本上不喝饮料的人要提高90%之多；每天吃5小勺糖（数量相当于5块喝咖啡时加的方糖），则胰腺癌的风险要比不吃糖的人高70%；每天用果酱一类的甜水果酱涂抹面包片者，风险也比不用甜食者增大50%。研究人员认为，糖可能是引发胰腺癌的最重要的因素，日常饮食中所含的糖越多，体内的血糖含量就越高，这将增加人体胰腺的工作负荷。为了应对不断增大的工作量，人体内会增加大量的胰酶，结果导致癌症的产生。

（三）忌霉变、油煎炒炸、烟熏、腌制食物

如果经常进食烧焦的肉，诱发胰腺癌的概率高达60%。吃烧焦的肉越多，诱发胰腺癌的概率就越高。有报告说，如果肉类被油炸、煎炒或烧烤变焦后，会产生致癌物质，但炖煮的肉却不会产生这种物质，所以烹调肉类烧熟即可。如果非要吃烤肉，可先把肉放入微波炉内，烹调数分钟，然后将肉汁倒掉，再把肉放在火炉上烤。此外，一旦肉被烧焦后，应在进食前去掉烧焦的部分。实际上肉类最健康的吃法就是放在锅中煮，而一些油炸肉、煎炒以及烧烤变焦之后的肉将会产生大量的致癌物质，要是长期食用这些方法所烹调的肉就会增加胰腺癌的发病率，其发病率甚至会提高60%。因此，大家在以后的生活中要注意自己的饮食习惯，尽量不要食用或少食用那些油炸、煎炒以及烧烤的肉类，这样可以有效预防胰腺癌的发生。

（四）预防胰腺癌要少吃香肠

美国最近一个大型癌症会议上发表的研究论文证实，吃太多热狗、香肠与其他加工过的肉类食品，会增加患胰腺癌的风险。檀香山夏威夷大学癌症研究中心的诺斯博士说，胰腺癌是死亡率很高的恶性肿瘤之一。他和其他研究人员对约20万名男女进行了长达10年的跟踪研究，结果发现，那些每天吃热狗与香肠等加工肉类超过50克的人，比不吃的人患胰腺癌的概率高

2/3；每天吃 50 克以上猪肉、牛肉等红肉的人，得胰腺癌的风险会增加 50%。他说，这个结果已经扣除了吸烟、有胰腺癌家族史等因素的影响。研究还指出，吃禽肉、乳制品与蛋类就不存在患胰腺癌的危险；吃鱼虽然可以预防多种疾病，却无助于降低患胰腺癌的风险。

研究人员通过检验油脂摄取与胰腺癌间的关系证明，加工肉类与红肉中的油脂含量高，可能是增加患胰腺癌风险的主要原因。此外，加工与烹煮肉类时所发生的化学反应，也可能产生致癌物质。约翰斯·霍普金斯大学医学院的肿瘤学教授威廉·尼尔森在美国癌症研究学会年报中发表的一篇文章也对此表示同意。他建议人们平时要多吃鱼与鸡、鸭等禽肉，并用煮、蒸等安全的方式来烹调肉类食品，这样会有助于预防癌症。

此外，专家们还建议，平时要多喝绿茶，其中的抗氧化物质有助于延缓胰腺癌的发生。

（五）忌食高脂肪、高蛋白食物

许多研究已发现，高脂肪、高蛋白饮食会增加胰腺癌的发病率。不同国家的胰腺癌发病率与脂肪、油、糖、动物蛋白质、蛋类和奶的人均消耗量有明显关系。胆石症作为胰腺癌的一个危险因素，可因胆管阻塞、胆汁淤积引起胰腺炎，而高胆固醇、高脂肪饮食可能是胆石症及胰腺癌的病因，故胆石症可能通过与饮食的协同作用引起胰胆管的慢性炎症而发展为胰腺癌。

（六）忌忧思、过劳、生活不规律

中医典籍中指出，胰腺癌的病位在脾，凡内伤七情、外感六淫、饮食不节等要素，均可伤脾生积成癌。脾居中州，为气机升降之纽带。当内伤忧思，郁闷伤脾，脾气郁结，升降异常，水津不运，血行不畅，津停为痰，血停而瘀，痰血阻脾，结聚成瘤。西医研究表明，心思改变可以经过下丘脑和由下丘脑操控排泄的激素直接影响机体的免疫系统。假若免疫系统的功用因心思要素的不良影响而下降，会发生胸腺退化、T淋巴细胞的成长将遭到抑制、巨噬细胞活动能力下降、白细胞活动受到干扰、抗体活动能力下降等改变，易引发癌症。因此，保持良好的心态、调适情志对于预防胰腺癌是很重要的。

压力是重要的癌症诱因，中医认为，压力造成过劳、体虚，从而导致人体免疫功能下降、内分泌失调、体内代谢紊乱，导致体内酸性物质的沉积；压力也可引发精神紧张，引起气滞血瘀、毒火内陷等。因此要用良好的心态应对压力，劳逸结合，不要过度疲劳。据调查研究发现，彻夜唱卡拉OK、打麻将、夜不归宿等无规律的生活，都会加重体质酸化，容易患癌症。故应当养成良好的生活习惯，从而保持弱碱性体质，使各种癌症疾病远离自己。

（七）忌饮过多咖啡

少量饮用咖啡可预防胰腺癌的发生，大量饮用则是发生胰腺癌的危险因素。经常饮咖啡者比不饮咖啡者患胰腺癌的危险性大2～3倍，每周摄入多于18杯咖啡者胰腺癌发病率是每周饮咖啡7杯者的2倍。

（八）糖尿病与胰腺癌

尽管胰腺癌的病因尚不清楚，但胰腺癌与糖尿病确实有着十分"暧昧"的关系。有一些胰腺癌患者是由糖尿病发展而来的，对这一点要重视。实验研究表明，胰岛素在体外或体内能促使胰腺癌细胞生长；高浓度胰岛素能使胰岛素样生长因子-1受体活化，产生包括细胞周期进程改变的生长促进效应。糖尿病患者尤要注意，特别是那些过去没有糖尿病却突然发现患病的人群，更要提高警惕。临床发现，有些糖尿病是在胰腺癌确诊前两年内被发现或者和胰腺癌同时诊断出来的，因此它很可能是胰腺癌的一个早期表现。而对于最常见的合并2型糖尿病患者，对非手术治疗后效果不佳的患者，可考虑采用手术治疗。合并肥胖的患者，通过微创手术治疗，可以达到既减肥又治疗糖尿病、预防胰腺癌的目的。

60% ~ 81% 的胰腺癌患者表现糖耐量降低或出现糖尿病。糖尿病是胰腺癌的一个病因还是胰腺癌的早期临床表现，还有待进一步研究。

（九）忌轻视胰腺炎

很多研究都支持慢性胰腺炎可以发展为胰腺癌。其中的一项研究发现，在 5 600 个基因中，34 个基因在胰腺癌和慢性胰腺炎患者细胞中的表达减少，157 个基因在慢性胰腺炎患者细胞中表达增强，而其中的 152 个基因在胰腺癌患者细胞中的表达也增强。这项研究从分子水平证实了慢性胰腺炎和胰腺癌可能存在某种联系。

（十）忌过度肥胖

临床上发现，很多胰腺癌患者都有着肥胖的现象，胰腺癌更青睐于那些肥胖者，那么为什么会这样呢？美国肿瘤研究者对这种关系进行了调查与研究，负责这项研究的美国哈佛大学公共卫生学院及其附属医院的研究人员，通过近 20 年来美国两次健康普查的研究结果显示：肥胖并且不爱运动的人群要比其他人群患胰腺癌的风险高。在连续的调查过程当中，一共有 350 人患胰腺癌疾病，和正常人相比，轻度肥胖者的患病概率明显增大，更胖一点的人患病概率甚至要比正常人高 72%。此外，如果超重或肥胖者每星期步行 4 小时以上，那么他们患胰腺癌的概率就会平均减少 54%。从以上这些数据中，我们可以知道，肥胖者确实是比较容易发生胰腺癌疾病的，而日常缺乏运动患胰腺癌的危险系数也会比较高，所以建议大家平时保持合理的体重，要是过胖就应积极减肥，这样才可以使自己远离胰腺癌的困扰。

三、正确对待胰腺癌

据英国皇家马斯登病院精神科医生对一些癌症患者的精神状况调查结果显示，在现有已患有癌症的患者中，但凡本身充满与癌症战斗决心者，有75%存活5年以上；而那些自以为没有希望、失掉决心者，仅有35%存活5年以上，表明精神状况和对待疾病的情绪明显地影响着恶性肿瘤患者的预后和生存率。近十余年来，随着人们对中枢神经系统、神经内分泌免疫系统及神经递质相互作用的了解，精神、免疫、神经等因素受到了广泛的关注。尽管当前关于精神要素对免疫系统的影响机制还没有彻底明了，但是对其有重要影响这一点已取得了一致的认识。精神状况好，则神经递质、激素等物质排泄充足，机体各种生理作用平衡和谐，免疫功能则处于良好的状况。这种精神、神经、免疫调节在恶性肿瘤发展和天然衰退或肿瘤细胞反转过程中有着重要影响。尽管胰腺癌让人感到恐惧，但只要知道其发病诱因，并依此进行预防及治疗，那么是有望取得预期效果的。

参考文献：

［1］中华医学会外科学分会胰腺外科学组.胰腺癌诊治指南（2014）［J］.中国实用外科杂志，2014，34（11）：1011-1017.

［2］中国临床肿瘤学会胰腺癌专家委员会.胰腺癌综合诊治中国专家共识（2014年版）［J］.临床肿瘤学杂志，2014，19（4）：358-370.

［3］中华医学会.临床诊疗指南：消化系统疾病分册［M］.北京：人民卫生出版社，2005.

第三部分

相关症状

第十五章

脾胃疾病相关症状
临证诊疗禁忌

一、呃逆

（一）概述

呃逆即打嗝，中医认为它常常是由饮食不节、过食生冷或寒凉药物导致寒结胃中，以及恼怒抑郁、情志失和导致肝气犯胃引起的，也有少数是由胃中津液损伤或脾胃气败所致。

《黄帝内经》首先提出本病病位在胃，并与肺有关；病机为气逆，与寒气有关。如《黄帝内经·素问·宣明五气篇》谓："胃为气逆，为哕。"《黄帝内经·灵枢·口问》曰："谷入于胃，胃气上注于肺。今有故寒气与新谷气，俱还入于胃，新故相乱，真邪相攻，气并相逆，复出于胃，故为哕。"另外《黄帝内经》还提出了预后及简易疗法，如《黄帝内经·素问·宝命全形论》谓："病深者，其声哕。"《黄帝内经·灵枢·杂病》曰："哕，以草刺鼻，嚏，嚏而已；无息，而疾迎引之，立已；大惊之，亦可已。"

呃逆是胃气上逆动膈，胃失和降，导致喉间呃呃连声，声短而频，令人不能自制的病证，又称"哕""哕逆"。其形成原因大多是饮食不当，即过食生冷食物或寒凉药物，或先饮食热汤热茶，接着再进冷饮生食，相反相激，致胃气上逆动膈而成；也有因情志不和，气机不利，津液失布，滋生痰浊，时有恼怒，肝气逆乘肺胃，胃气夹痰上逆动膈而成；或大便闭结，或小便不利，秽浊之气，转而上冲所成；另外，危重病人，或久病之后，中气耗损，肾气不纳，气逆上冲，也会导致呃逆频频。现代医学认为，呃逆是膈肌和肋间肌等辅助呼吸肌的阵挛性不随意挛缩，吸气时生门突然闭锁，空气迅速流入气管内，发出特异性声音。呃逆频繁或持续 24 小时以上，称为难治性呃逆，多发生于某些疾病。

按病变部位将其病因分为：

中枢性：呃逆反射弧抑制功能丧失。器质性病变部位以延脑最多见，包括脑肿瘤、脑血管意外、脑炎、脑膜炎。代谢性病变有尿毒症、酒精中毒。其他如多发性硬化症等。

外周性：呃逆反射弧向心路径，即迷走神经、膈神经和第 6～12 胸交感神经受刺激。膈神经的刺激包括纵隔肿瘤、食管炎、食管癌、胸主动脉瘤等。膈肌周围病变如肺炎、胸膜炎、心包炎、心肌梗死、膈下脓肿、食管裂孔疝等。迷走神经刺激有胃扩张、胃炎、胃癌、胰腺炎等。

其他：药物、全身麻痹、手术后、精神因素等，以及内耳及前列腺病变亦可引起呃逆。

（二）症状

临床将呃逆分为 3 种类型，即寒呃、热呃、虚呃（或称脱呃）。

寒呃的特点是早上轻，晚上重，连续不止，伴手足清冷。

热呃的特点是呃逆声音洪亮，但时发时止，伴口干舌燥，大便困难。

虚呃的特点是呃逆声音低怯而不连续，且神疲体倦。

（三）临证诊疗禁忌要点

1.饮食临证诊疗禁忌

（1）不宜吃生冷食物：冷水、冷饮、生拌凉菜、凉粥等易使寒滞于胃，气逆上冲。

（2）不宜同时进食冷饮和热食：饮热茶或热咖啡之后不要立即饮用冷饮或吃西瓜、梨等凉性瓜果，饮酒后以冷水解渴也容易打嗝。

（3）大汗久渴、久病体虚者不宜过量饮水。

（4）肥肉：肥肉脂肪多，不易消化，可引起胃气不降，肝气犯胃，故应少吃。

（5）海鲜：虾、蟹等海产品属于发性的食物，胃气不降患者少吃。

（6）辛辣的食物：蒜等辛辣食物，易引起消化不良、腹胀、食谷不化等。

2. 生活临证诊疗禁忌

有些人因为吃东西太快或者在吃东西时张口大笑，把冷空气吸入体内而引起打嗝。打嗝时喝水，虽然能止住打嗝，但很可能把水呛入气管。这是因为打嗝时由于空气需要不停地出入，气管上口总是开放着的，而打嗝是控制不住的，横膈膜间歇地收缩，打嗝也就连续不停。如果将水咽下去，会厌软骨就会往下降，但空气也要出入气管，会厌软骨又该向上升。在同一时刻，使会厌软骨又上升又下降，这是不可能的。此时，含在口腔里的水会偷偷地溜进气管，从而引起反射性咳呛，造成不良后果。所以，打嗝时不宜喝水。

在情志上应保持精神舒畅，避免大喜、暴怒等精神刺激。

3. 药物临证诊疗禁忌

阿司匹林、安乃近、克感敏等药溶解在水里会产生二氧化碳气体，这种气体在胃里容易引起打嗝，所以应避免随意服用。

二、泛酸

（一）概述

泛酸又称反酸，是指以反吐酸水为主症的病症。酸水由胃中上泛，若随即咽下者，称为吞酸；不咽下而吐出者，则为泛酸。泛酸作为脾胃病的一个症状，常与嘈杂、嗳气、胃痛、痞满等病症同时出现，多由饮食不节、肝气犯胃、肝火内郁、脾胃虚弱而成。

（二）症状

偶然发生在吸烟者、饮酒者摄入咖啡、油腻食物、巧克力后，或女性月经期、妊娠期，可能是生理性泛酸。

服用了某些药物后，引起的泛酸症状，如抗胆碱能药物（或有抗胆碱能副作用的药物）、受体激动剂（异丙肾上腺素等）、茶碱、安定类、钙拮抗剂（异搏定、尼氟地平等）、鸦片制剂等。

如果产生较严重的泛酸、胸痛、吞咽困难、慢性咳嗽、喉炎、哮喘等症状，应去医院诊治，可能是胃食管反流病。

有长期泛酸史、胃食管反流病史、误服或自杀服用腐蚀性物质病史者，有胸骨后痛、反胃呕吐、吞咽困难、吞咽疼痛等症状者，应去医院诊治，可能是食管炎。

早期表现为进硬食时产生症状（大口进硬食时有轻微的哽噎感；吞咽时食管内疼痛，胸骨后有闷胀痛不适感；吞咽后食管内有异物感），中期表现为进行性吞咽困难和呕吐（黏液和食物不含胃酸味和胆汁苦味）。吞咽时胸背疼痛应去医院检查确诊，警惕可能是食管癌。有早饱、餐后上腹部饱胀、恶心、厌食、发作性干呕或呕吐、体重减轻等表现，检查无明显的上消化道、肝胆胰及其他脏器疾病，无明确的感染、应激、代谢紊乱、服用药物等因素，应去医院诊治，可能是胃轻瘫综合征。

上腹部或胃部有反复发作性或持续性的疼痛或不适，常伴胀气、早饱、腹胀、泛酸、恶心、呕吐等症状，病程超过1个月以上，可能是功能性消化不良。

以慢性病程、周期性发作（发作期与缓解期相互交替）节律性疼痛为特点，上腹部疼痛（钝痛、灼痛、胀痛或剧痛，可被制酸剂或进食缓解），并有上腹胀满、嗳气和泛酸等症状，发作期可伴有上腹部局限性固定的压痛点，压痛较轻，腹壁柔软，应去医院诊治，可能是消化性溃疡。

经过食管癌、贲门癌等手术（胃切除术伴食管—胃吻合术）后，在进食后出现泛酸等症状，可能是食管—胃吻合术后遗症，进食后采取半卧位睡眠是预防反流的有效方法。

十二指肠黏膜释放某些激素的功能减退时，也可导致胃酸及胃泌素的分泌增高。

（三）临证诊疗禁忌要点

1. 食物临证诊疗禁忌

（1）减少进餐量：可采取少食多餐的进食方式，控制每餐进食量，不可过饱。

（2）忌冰冻和过热饮食：饮食温度适中，饮茶、汤不宜过热。

（3）忌吃过量味精、酸辣及过咸的食物：饮食以清淡为主，味重会刺激胃酸分泌，但食用少量的生姜和胡椒可暖胃并增强胃黏膜的保护作用。

（4）忌吃太荤、太油和煎炸的食物：饮食中以易消化食物为主，肉类炒、煮时要做熟，可配合蔬菜等富含纤维的食物。

（5）忌饮食没有节制：宜少吃多餐，避免胃部出现饥饿性疼痛。若疼痛时，可临时吃一两块苏打饼干，以中和胃酸，避免胃酸刺激。

（6）忌过量饮酒和咖啡：酒精等对胃的刺激较大，会使溃疡恶化。

2.生活临证诊疗禁忌

（1）学会放松心情，避免精神紧张，生活安排要有规律。

（2）放松腰带，吃饭后至少 2 ～ 3 小时内不要躺下或上床睡觉。

（3）抬高床的上部，采取半卧位睡姿，使胃内容物不易反流入食道。

3.药物临证诊疗禁忌

避免服用阿司匹林、布洛芬、吲哚美辛、保泰松及皮质激素类药物。

三、烧心

（一）概述

烧心感又称灼热感，是发生在剑突或胸骨下的一种烧灼感或发热感，多见于反流性食管炎，亦可见于幽门不全梗阻、消化性溃疡等疾病，主要由胃内容物反流到食管内，刺激食管黏膜所致。当食管下端括约肌功能障碍或食管蠕动功能异常时，酸性的胃内容物反流到食管内而产生烧心症状，多发生在饭后，卧位或前躬位以及饱餐、饮酒和服用某些药物可诱发或促使烧心症状加重，饮水、服抑酸药物可使症状减轻或缓解。烧心是一种常见的消化系统症状，需进一步检查明确诊断。内镜检查是首选的检查手段，食管下段括约肌运动功能测定可以帮助诊断。有时应注意烧心症状与心绞痛的鉴别。

（二）症状

烧心是一种位于上腹部或下胸部的烧灼样的疼痛感，同时伴有反酸的症状。烧心是消化系统最常见的症状之一，对于多数人来说，最常见的原因是进食过快或过多。但是有些人即使非常注意饮食也经常烧心，还有一些人在进食某些特定的食物如酒、辣椒等后发生烧心现象，原因是这些食物可以使食管下段括约肌松弛或胃酸分泌增多。

对于多数人尤其是年轻人，烧心的症状虽然可以很严重，但常常是一过性的，很少反复发作。对于很多老年人来说，由于消化系统功能的减退，即使非常小心，烧心这种症状也会常常伴随着他们。天气变冷、饭菜稍凉、进食不易消化的食物等都能引起烧心的症状。

烧心虽然不像心脏病那样会威胁到您的生命，但是当您吃完晚饭，想舒舒服服地斜卧在沙发里看看自己喜欢的电视节目时，上腹部那烧灼的感觉和那一股股往上涌的酸水，使您不得不直挺着身子端坐起来，再有趣的节目相信您也会觉得索然无味。

（三）临证诊疗禁忌要点

1. 饮食临证诊疗禁忌

正常情况下，胃中分泌的胃液（胃酸）是食物消化不可缺少的物质。但胃液分泌过多，则对胃有腐蚀作用，会出现吞酸、反胃、吐酸的现象，甚至造成胃溃疡或十二指肠溃疡的严重后果，使胃部出现"烧心"的感觉。引起胃酸过多的因素较复杂，但这种病症与饮食关系十分密切。对胃食管反流病患者而言，合理饮食是很重要的，不良的饮食习惯往往是导致本病发生的诱因。如果因胃酸分泌过多而常有烧心、泛酸等症状时，一定要注意如下饮食禁忌。

（1）忌酒戒烟：由于烟草中含尼古丁，可降低食管下段括约肌压力，使其处于松弛状态，加重反流。酒的主要成分为乙醇，不仅能刺激胃酸分泌，还能使食管下段括约肌松弛，是引起胃食管反流的原因之一，因此酒对胃的刺激最大，会使溃疡病加重或恶化。如喜欢饮茶，应尽量喝淡茶，切忌喝浓茶。

（2）少量多餐：低脂饮食可减少进食后反流症状的频率；相反，高脂肪饮食可促进小肠黏膜释放胆囊收缩素，易导致胃肠内容物反流。

（3）晚餐不宜吃得过饱，避免餐后立刻平卧。

（4）肥胖者应该减轻体重：过度肥胖者腹腔压力高，可促进胃液反流，特别是平卧位更严重，应积极减轻体重以改善反流症状。

（5）保持心情舒畅，增加适宜的体育锻炼。

（6）就寝时床头整体宜抬高 10 ~ 15 厘米，对减轻夜间反流是个行之有效的办法。

（7）尽量减少增加腹内压的活动：过度弯腰、穿紧身衣裤、扎紧腰带等。

（8）应在医生指导下用药，避免乱服药物产生的副作用。

（9）忌饮食无规律：有些人认为胃病要养，平时就应该少食多餐，但是把"少食多餐"的概念理解错误了，反而三餐没有了规律，随时随地想吃就吃，结果导致胃功能节律紊乱，胃酸分泌反而增多，泛酸、烧心持续不愈。因此，平时要三餐定时，即使加餐也要养成规律，定时定量，不宜加重胃的负担。

（10）忌多吃味精、酸辣及过咸食物：饮食应以清淡食物为主。味重、酸辣之品会刺激胃酸分泌，加重病情。但少量的生姜和胡椒可暖胃，并增强黏膜的保护作用。

（11）忌睡前 2 小时进食：常在睡觉前 2 小时内吃东西，容易致使括约肌松弛，导致胃酸倒流入食管的情况发生。有的人习惯吃夜宵，饱着肚子仰卧即睡，这样更容易使胃酸倒流。

（12）忌食太油腻食品：脂肪可延缓胃排空，能够刺激胆囊收缩素的分泌，引起食管下段括约肌张力降低，促使胃食管反流，同时使胃、十二指肠压力差颠倒，造成十二指肠内容物反流入胃。

由于进食过多的脂肪可延缓胃的排空，增加上腹部不适感，使胃膨胀，因此平时应注意饮食中少用肥肉、奶油及烹调油，应以煮、炖、烩、蒸为主，少吃或不吃油炸食品。饮食当尽量以易消化食物为主，可适量进食肉类，但炒、煮时一定要做熟，烹饪蔬菜不要半生。

（13）禁食过冷和过烫食物：随着气温的逐渐升高，人们吃水果、喝饮料的次数也有所增加，但这些生冷食物进入胃肠道会对胃黏膜造成不良刺激，而且水果味道酸甜，也会诱发或加重胃食管反流。有医家认为，泛酸、烧心发作时，不宜吃水果，冷饮更不能吃。饮食要温度适中，喝汤或饮水均不宜过热。

（14）避免对胃过度刺激：刺激性食物或酸味食物能够引起食管下端括约肌张力降低，酸性食物易增加胃酸，这些都会诱发或加重胃食管反流，如浓茶、咖啡、可可、巧克力、番茄汁、咖喱、胡椒粉、薄荷、辣椒、蒜等。

（15）禁食含酸量多的水果：胃酸分泌过多的患者，注意不要吃杨梅、青梅、李子、柠檬等含酸量较多的水果，否则，可使病情加重。

2.药物临证诊疗禁忌

（1）忌滥用退热药：正常状态下，胃酸不会损害胃黏膜，这是因为两者之间有一层保护胃黏膜的物质。如果这种物质分泌减少，人就会感到胃灼痛、烧心。像布洛芬等常用于退热、止痛的非甾体抗炎药，就有这样的不良反应。因此，这类药最好在饭后服用。一旦烧心不妨吃点苏打饼干，就可以缓解症状。如果症状明显，还可改用扑热息痛，这种药不会增加胃酸分泌。

（2）忌滥用安眠药：安定片常用于缓解焦虑、稳定情绪、帮助睡眠，不过它还会舒张食管括约肌，这可能引起胃酸反流，有的人甚至因此半夜失眠。这类人可在医生的指导下换药或服用抑制胃酸的药物。

（3）忌滥用降压药："地平"类的钙拮抗剂和"洛尔"类的β-受体阻滞剂都是常用降压药，它们也有松弛食管括约肌的作用。如果服用这两类降压药时烧心，建议在医生的指导下换用其他降压药物。

（4）忌滥用防治骨质疏松药：阿仑膦酸钠（福善美）、伊班膦酸（邦罗力）都属于双膦酸盐类药物，是目前最常用的治疗骨质疏松药。这类药大多会导致胃灼热，早晨起床时服药可减轻症状。另外，还可选择用药频数少的新药，如唑来膦酸，只需一年打一针。

（5）忌滥用补钾片：很多心脏病患者需要补钾，为防止吃钾片后烧心，服药时需保持坐姿，而且要多喝水。

（6）忌滥用补铁剂：补铁能改善贫血，但也会导致胃酸反流。口服铁剂最好在饭后，同时需要站立或坐下服药，服药后至少1小时内不要平躺。另外，服药期间不要喝碳酸饮料。

四、呕吐

（一）概述

呕吐是临床常见症状，恶心常为呕吐的前驱感觉，也可单独出现，表现为上腹部特殊不适感，常伴有头晕、流涎、脉缓、血压降低等迷走神经兴奋症状。呕吐是指胃内容物或一部分小肠内容物通过食管逆流出口腔的一种复杂的反射动作。它可将有害物质从胃排出人体从而起保护作用，属于自动防卫行为，但持久而剧烈的呕吐可引起人体内水和电解质紊乱。

呕吐是由于胃失和降、胃气上逆所致的，以饮食、痰涎等胃内之物从胃中上涌自口而出为临床特征的一种病症。对呕吐的释名，前人有两种说法：一说认为有物有声谓之呕，有物无声谓之吐，无物有声谓之干呕；另一说认为呕以声响名，吐以吐物言，有声无物曰呕，有物无声曰吐，有声有物曰呕吐。呕与吐常同时发生，很难截然分开，因此无细分的必要，故近世多并称为呕吐。

《黄帝内经》对呕吐的病因论述颇详。如《黄帝内经·素问·举痛论》曰："寒气客于肠胃，厥逆上出，故痛而呕也。"《黄帝内经·素问·六元正纪大论》曰："火郁之发，……疡疿呕逆。"《黄帝内经·素问·至真要大论》曰："燥淫所胜，……民病喜呕，呕有苦""厥阴司天，风淫所胜，……食则呕"。若脾阳不振，不能腐熟水谷，以致寒浊内生，气逆而呕；或热病伤阴，或久呕不愈，以致胃阴不足，胃失濡养，不得润降，而成呕吐。如《证治汇补·呕吐》所谓："阴虚成呕，不独胃家为病，所谓无阴则呕也。"

另外，饮食所伤，脾胃运化失常，水谷不能化生精微，反成痰饮，停积胃中，当淫邪随胃气上逆之时，也常发生呕吐。正如《症因脉治·呕吐》所说："痰饮呕吐之因，脾气不足，不能运化水谷，停痰留饮，积于中脘，得热则上炎而呕吐，遇寒则凝塞而呕吐矣。"

呕吐的病因是多方面的，且常相互影响，兼杂致病，如外邪可以伤脾、气滞可致食停、脾虚可以成饮等。呕吐的病机无外乎虚实两大类，实者由外邪、饮食、痰饮、气郁等邪气犯胃，致胃失和降，胃气上逆而发；虚者由气虚、阳虚、阴虚等正气不足，使胃失温养、濡润，胃失和降，胃气上逆所致。一般来说，初病多实，日久损伤脾胃，中气不足，可由实转虚；脾胃素虚，复为饮食所伤，或成痰生饮，则因虚致实，出现虚实并见的复杂病机。但无论邪气犯胃，还是脾胃虚弱，发生呕吐的基本病机都在于胃失和降，胃气上逆。

《济生方·呕吐》云："若脾胃无所伤，则无呕吐之患。"《温病条辨·中焦篇》也谓："胃阳不伤不吐。"呕吐的病位在胃，与肝脾有密切的关系。

（二）症状

呕吐的临床表现不尽一致，常有恶心之先兆，或有声而无物吐出，或吐物而无声，或吐物伴有声音；或食后即吐，或良久复出；或呕而无力，或呕吐如喷；或呕吐新入之食，或呕吐不消化之宿食，或呕吐涎沫，或呕吐黄绿苦水；呕吐之物有多有少。本病常伴有恶心厌食、胸脘痞闷不舒、吞酸嘈杂等症。呕吐多偶然发生，也有反复发作者。

呕吐是由于食管、胃或肠道呈逆蠕动，并伴有腹肌强力痉挛性收缩，迫使食管或胃内容物从口、鼻腔涌出。可分为：

1.消化道器质性梗阻

食管、胃或肠内容物下行受阻，而被迫逆行以致呕吐。如婴幼儿先天性消化道发育畸形（不同部位闭锁或狭窄），稍大的孩子则多为后天性肠扭转、肠套叠、肠梗阻（如常见的蛔虫梗阻）。消化道感染性疾病：由于肠炎、胃炎、阑尾炎等炎症对于胃、肠的刺激，可呈反射性呕吐。常伴有腹痛、恶心、腹泻、腹胀。

2.机体功能异常

如果发生全身性感染或代谢障碍等情况时，常伴有发热、食欲减退、恶心、腹胀等中毒症状。

3.神经系统疾病

如发生颅内高压症状、脑膜刺激征或颅内占位性病变，能引起中枢性喷射性呕吐。呕吐前并不恶心，但伴有头痛、嗜睡、昏迷、惊厥等其他神经性症状。

4.中毒

毒物对胃肠道局部刺激及毒物作用于中枢神经系统而导致呕吐。

（三）临证诊疗禁忌要点

1. 食物临证诊疗禁忌

（1）忌辛辣刺激之物：辣椒、胡椒、咖喱、芥末、过浓的香料和香精等辛辣刺激物，对胃黏膜有刺激作用，可加重呕吐，故应忌之。

（2）忌烟酒茶叶：香烟、浓茶、烈酒等对胃黏膜都有刺激性，尤其是酒，因酒精能溶解胃黏膜上皮的脂蛋白层，对胃黏膜的损害作用极大，可导致病情加重。

（3）忌变质不洁食物：被污染变质的食物中含有大量的细菌和细菌毒素，对胃黏膜有破坏作用。常见的沙门菌存在于变质的肉、鱼、蛋、鸡、鸭、鹅等食物中，嗜盐菌存在于蟹、螺、海蜇及盐渍食物中，故吃这类食物时一定要洗净煮透，以醋为佐料（醋有杀灭嗜盐菌的作用）；金黄色葡萄球菌及毒素存在于搁置较久的粥、米饭、奶类及其制品、肉食品之中，故久置的上述食物一定要烧熟煮透，一旦变质，绝对禁食。

（4）忌过烫过冷的食物：过烫的食物及汤水，会刺激或烫伤胃黏膜；过冷的食物如冰淇淋、冰镇饮料、酒类、冰咖啡，以及刚从冰箱中取出的食物，食入后会导致胃黏膜血管收缩而缺血，不利于炎症的消退。

（5）忌烧烤煎炸炙博之品：如"朝鲜菜"以烧烤为主，野餐时也有煎烤食品，如煎吐司、炸猪排、炸牛排等，虽然香味扑鼻，但是经烟火烧烤及油炸后，气味刺激呼吸道及消化道，致使黏膜收缩，甚至烧灼而破损，导致呕吐加重，难以康复。

（6）忌油腻食品：油腻食品如肥肉、动物脂肪等，食后会加重胃负担，可致呕吐。

（7）忌生冷、甜腻食：生冷瓜果及甜腻点心、蛋糕等，食后亦可引起呕吐。

（8）忌粟米：粟米性咸凉清润，滋养胃阴而损胃阳，故胃寒呕吐者不宜食用。

（9）忌兔肉：脾胃虚寒呕吐者不宜食用。兔肉味甘、性凉，益气功薄养阴清热力强，胃热呕吐者食用适宜，脾胃虚寒呕吐者应食温热却食以寒凉，必使虚寒呕吐加重。

（10）忌梨：寒痰痰饮之人、妇人产后、小儿痘后、胃冷呕吐患者不宜食用。寒痰痰饮之人食用本品增寒助饮；胃冷呕吐者食用本品则加重胃寒；小儿痘后、妇人产后体虚，食之伤正伐胃。

（11）忌胡椒：寒痰呕吐者不宜食用。胡椒散寒温中而无补火益元之功，且善行气动火，能止呕而不能化痰行水，寒痰呕吐者食用反促使病情加重。《本草衍义》说："胡椒去胃中寒痰吐水，食已即吐，甚验。"

（12）忌鲜木耳：鲜木耳与市场上销售的干木耳不同，含有一种叫"卟啉"的光感物质，如果被人体吸收，经阳光照射能引起皮肤瘙痒、水肿，严重可致皮肤坏死。若水肿出现在咽喉黏膜，还能导致呼吸困难。因此，应将新鲜木耳晒干后再食用，因为暴晒过程会分解大部分"卟啉"。市面上销售的干木耳，也需经水浸泡，使可能残余的毒素溶于水中。

（13）忌鲜海蜇：新鲜海蜇皮体较厚，水分较多。研究发现，海蜇含有四氨络物、5-羟色胺及多肽类物质，有较强的组胺反应，会引起"海蜇中毒"，出现腹泻、呕吐等症状。因此，只有经过食盐加明矾盐渍3次（俗称三矾），使鲜海蜇脱水，才能将毒素排尽，方可食用。海蜇有时会附着一种叫"副溶血性弧菌"的细菌，对酸性环境比较敏感。因此凉拌海蜇时，应放在淡水里浸泡两天，食用前加工好，再用醋浸泡5分钟以上，就能消灭全部"弧菌"。

（14）忌鲜黄花菜：鲜黄花菜含有毒成分——秋水仙碱，如果未经水焯、浸泡且急火快炒后食用，可能导致头痛头晕、恶心呕吐、腹胀腹泻，甚至体温改变、四肢麻木。黄花菜在食用前，应去其条柄，开水焯过，然后用清水充分浸泡、冲洗，使秋水仙碱最大限度地溶于水中。建议将新鲜黄花菜蒸熟后晒干，若需要食用，取一部分加水泡开，再进一步烹调。

如果出现中毒症状，不妨喝一些凉盐水、绿豆汤或葡萄糖溶液，以稀释毒素，加快排泄。症状较重者，应立刻去医院救治。

（15）忌变质蔬菜：在冬季，蔬菜特别是绿叶蔬菜储存一天后，其含有的硝酸盐成分会逐渐增加。人吃了不新鲜的蔬菜，肠道会将硝酸盐还原成亚硝酸盐。亚硝酸盐会使血液丧失携氧能力，导致头晕头痛、恶心腹胀、肢端青紫等，严重时还可能发生抽搐、四肢强直或屈曲，进而昏迷。如果病情严重，一定要送医院治疗。而在轻微中毒的情况下，可食用富含维生素C或茶多酚等抗氧化物质的食品加以缓解。大蒜能阻断有毒物的合成进程，所以民间说大蒜可杀菌是有道理的。

需要提醒的是，蔬菜当天买当天吃完最好。有些市民习惯将大白菜、青椒等用报纸包裹着放在冰箱里，这也是不可取的。

（16）忌霉变甘蔗：霉变的甘蔗"毒性十足"。霉变甘蔗的外观无正常光泽、质地变软，肉质变成浅黄或暗红、灰黑色，有时还出现霉斑。如果闻到酒味或霉酸味，则表明甘蔗严重变质。误食后，可引起中枢神经系统受损，轻者出现头晕头痛、恶心呕吐、腹痛腹泻、视力障碍等，严重者可能出现抽搐、四肢强直或屈曲，进而昏迷。在食用甘蔗之前，应先观其色、闻其味，如果发现有可疑之处，请一定不要食用。霉变甘蔗中含有神经毒素，目前还没有特效的解毒药。儿童的抵抗力较弱，要特别注意。

（17）忌生豆浆：未煮熟的豆浆含有皂素等物质，不仅难以消化，还会诱发恶心、呕吐、腹泻等症状。因此，一定要将豆浆彻底煮开再喝。当豆浆煮至85～90℃时，皂素容易受热膨胀，产生大量泡沫，让人误以为已经煮熟。家庭自制豆浆或煮黄豆时，应在100℃的条件下，加热约10分钟，才能放心饮用。

还需注意，别往豆浆里加红糖，否则红糖所含醋酸、乳酸等有机酸与豆浆中的钙结合，产生醋酸钙、乳酸钙等块状物，不仅降低豆浆的营养价值，而且影响营养素吸收。此外，豆浆中的嘌呤含量较高，痛风病人不宜饮用。

（18）忌生四季豆：四季豆又名刀豆、芸豆、扁豆等，是人们普遍食用的蔬菜。生的四季豆中含皂苷和血细胞凝集素。皂苷对人体消化道具有强烈的刺激性，可引起出血性炎症，并对红细胞有溶解作用。此外，豆粒中还含红细胞凝集素，具有红细胞凝集作用。如果烹调时加热不彻底，豆类的毒素成分未被破坏，食用后会引起中毒。

四季豆中毒的发病潜伏期为数十分钟至十数小时，一般不超过5小时。主要有恶心、呕吐、腹痛、腹泻等胃肠炎症状，同时伴有头痛、头晕、出冷汗等神经系统症状，有时还会导致四肢麻木、胃有烧灼感、心慌和背痛等。病程一般为数小时或1～2天，愈后良好。若中毒较深，则需送医院治疗。

家庭预防四季豆中毒的方法非常简单，只要把全部四季豆煮熟焖透就可以了。另外，还要注意不买、不吃老四季豆，把四季豆两头和豆荚掐掉，因为这些部位含毒素较多。烹饪时使四季豆外观失去原有的生绿色，吃起来没有豆腥味，就不会中毒。

（19）忌青番茄：青番茄含有与发芽土豆相同的有毒物质——龙葵碱。人体吸收后会造成头晕恶心、流涎呕吐等症状，严重者发生抽搐，对生命威胁很大。选购时，要选熟番茄。首先，外观要彻底红透，不带青斑。其次，熟番茄酸味正常，无涩味。再次，熟番茄蒂部自然脱落，外形平展。有时青番茄因存放时间久，外观虽然变红，但茄肉仍保持青色，此种番茄同样对人体有害，需仔细分辨。购买时，应看一看其根蒂，若采摘时为青番茄，蒂部常被强行拔下，皱缩不平。

五、发热

（一）概述

发热又称发烧。由于致热原的作用使体温调定点上移而引起的调节性体温升高（超过0.5℃），称为发热。每个人的正常体温略有不同，而且受许多因素（时间、季节、环境、月经等）的影响。因此判定是否发热，最好是和自己平时同样条件下的体温相比较。如不知自己原来的体温，则腋窝体温（检测3～5分钟）超过37.3℃可定为发热。

中医认为，发热是指由于外感或者内伤导致体温升高，以身体灼热、烦渴、脉数为主要临床表现的一种内科病症。中医外感发热，病因不外乎外感六淫、疫毒之邪，临床以实热或本虚标实之发热多见。中医内伤发热是以内伤为病因，脏腑功能失调、气血阴阳亏虚为基本病机的发热。临床上多表现为低热，但有时也可以表现为高热。某些患者仅自觉发热，而体温并不升高，亦属于内伤发热的范畴。内伤发热一般起病较缓，病程较长。

（二）症状

1.常见热型

将发热患者在不同时间测得的体温数值分别记录在体温单上，将各体温数值点连接起来成发热体温曲线，该曲线的不同形态（形状）称为热型。不同的病因所致发热的热型也常不同。临床上常见的热型有以下几种。

（1）稽留热：指体温恒定地维持在 39 ~ 40℃以上的高水平，时间达数天或数周，24 小时内体温波动范围不超过 1℃。常见于大叶性肺炎、斑疹伤寒及伤寒高热期。

（2）弛张热：又称败血症热型。体温常在 39℃以上，波动幅度大，24 小时内波动范围超过 2℃，但都在正常水平以上。常见于败血症、风湿热、重症肺结核及化脓性炎症等。

（3）间歇热：体温骤升达高峰后持续数小时，又迅速降至正常水平，无热期（间歇期）可持续 1 天至数天，如此高热期与无热期反复交替出现。常见于疟疾、急性肾盂肾炎等。

（4）波状热：体温逐渐上升达 39℃或以上，数天后又逐渐下降至正常水平，持续数天后又逐渐升高，如此反复多次。常见于布氏杆菌病。

（5）回归热：体温急剧上升至 39℃或以上，持续数天后又骤然下降至正常水平。高热期与无热期各持续若干天后规律性交替一次。可见于回归热、霍奇金病等。

（6）不规则热：发热的体温曲线无一定规律，可见于结核病、风湿热、支气管肺炎、渗出性胸膜炎等。

2.外感高热与内伤发热

（1）外感高热：起病急，病程短，热势重，有外感六淫、疫毒的病史，兼外感之症，如恶寒、口渴、面赤、舌红苔黄等，多为实热证。

（2）内伤发热：起病较缓，病程较长，热不高而多间歇，多继发于他病之后，兼见内伤之症，如形体消瘦、面色少华、短气乏力、倦怠、食欲缺乏、舌质淡、脉数无力，多为虚证或虚实夹杂之证。

（三）临证诊疗禁忌要点

1.食物临证诊疗禁忌

（1）忌薤白：俗称小蒜、野蒜，性温。根据古代医家经验，发热病人不宜吃，尤其是阴虚发热者切忌。如《食疗本草》中就已指出："发热病，不宜多食。"《随息居饮食谱》中认为："多食发热。"《本草汇言》中特别强调："阴虚发热病不宜食也。"

（2）忌肉桂：为大辛大热、纯阳之物，为民间常用调味佐料。凡属中医的热证、阳证、实证，皆不宜吃。误食或多食有助热上火、动血耗阴之弊。所以，《本草经疏》中告诫："一切温热病……法并忌之。"无论何种发热疾患，皆当将内桂列为临证诊疗禁忌。

（3）忌薄荷：性凉，味甘辛，对外感风热之邪的发热病人，食之为宜；但对阴虚发热的病人，则应忌之。正如《本草从新》所说，薄荷"辛香伐气""虚者远之"。《本草经疏》亦指出："阴虚人发热勿服，以出汗则愈竭其津液也。"实际上，无论是阴虚发热或是气虚发热或是血虚发热，皆不可食薄荷。

（4）忌胡椒：历代医家均认为胡椒为辛辣刺激性食物。如明代李时珍说它"大辛热，纯阳之物，辛走气，热助火"。《本草经疏》也说："其味辛，气大温。""血分有热，与夫阴虚发热，……热气暴冲，……切勿轻饵，误服之，能令诸病即时作剧，慎之慎之。"对发热性疾病，无论外感发热或内伤发热，还是感染性发热或非感染性发热，皆当忌吃胡椒，以免加重病情。

此外，根据辨证，凡属气虚发热者应忌吃柿子、香蕉、槟榔、山楂、金橘饼、橘皮、榧子、荸荠、萝卜、茭白、竹笋、苦瓜、苤蓝、茴香等性寒、辛辣之物和破气耗气之品，凡属血虚发热者也应忌吃辣椒、花椒、丁香、茴香、葱、生萝卜、芥菜、菊花等生冷、辛辣食品，凡阴虚发热者还应忌吃辣椒、茴香、白酒、姜、炒米花、爆米花、荔枝、桂圆、橘子、樱桃、洋葱、香椿芽、砂仁、豆蔻、茱萸、荜茇、狗肉、羊肉等辛辣温燥、耗伤阴液的食物。

（5）日常饮食要定时、定量、少食多餐，以减少胃肠道的负担。

（6）多吃含维生素 A、维生素 C、维生素 E 的食品，多吃新鲜的绿色蔬菜和水果。

（7）坚持低脂肪、高蛋白质易消化食物，如瘦肉、鸡蛋及酸奶、鲜果汁、鲜菜汁。

（8）食物要新鲜，不吃发霉变质的食物。

（9）忌多吃鸡蛋：鸡蛋所含营养的确丰富，但不宜在发热期间多吃。这是因为鸡蛋内的蛋白质在体内分解后，会产生一定的额外热量，使机体热量增高，加剧发热症状，并延长发热时间，增加患者痛苦。

（10）忌多喝茶：喝浓茶会使大脑保持兴奋的状态，且使脉搏加快、血压升高，进而使患者体温升高、烦躁不安。同时，茶水会影响药物的分解、吸收，降低药物的疗效。

（11）忌多喝冷饮：如果是由食用不洁食物引起的细菌性痢疾等传染病导致的发热，导致胃肠道功能下降，多喝冷饮会加重病情，甚至使病情恶化而危及生命。

（12）忌多食蜂蜜：发热期间应以清热为主，不宜滋补。蜂蜜是益气补中的食品，但过多服用，会使患者内热得不到很好的清理、消除，还容易并发其他病症。

（13）忌多食辛辣：由于体温升高，体内新陈代谢旺盛，在此情况下乱吃姜、蒜、辣椒之类的温热辛辣食品，会以热助热，加重病情，不利于退热与早日康复。

（14）忌强迫进食：有些孩子发热时，家长往往认为会消耗营养，不吃东西就更不行了。于是，他们强迫孩子进食，有的还拼命给孩子吃高营养食物。其实，这种做法适得其反，不仅不能促进食欲，还会影响胃口，甚至引起呕吐、腹泻等，使病情加重。

2.药物临证诊疗禁忌

不要乱用退热药。治疗发热的关键是找到发热的病因并对因治疗，而不是见热退热。因此，体温低于或等于 38.5℃或病因未明前不建议用退热药。退热药是通过发汗来降温的，药效一般在 3小时左右，仅能缓解部分症状，对病毒性感冒或细菌性炎症没有治疗作用，且有一定的不良反应，如虚脱、胃黏膜损伤、头痛及肾损害等。

3.生活临证诊疗禁忌

（1）了解发热的规律，见发热莫惊慌。若一见发热就自行频繁服用退热药，往往导致病人出汗多，胃黏膜受损伤，胃痛胃胀、不欲饮食，甚至胃出血，外感病反而难愈。

（2）调养要得法：患者在发热期间不宜吹风扇、吹空调，不要洗澡及用冷水擦身，不要直接睡地板、凉席，要穿长衣长裤，四肢冰凉时热熨四肢末端，不要熬夜，心情勿急躁，多饮温开水，清淡饮食，忌食辛辣荤腥、煎炸之品。服中药汤剂后宜配合饮米粥，稍盖衣被令微汗出，不可大汗淋漓。平时应顺应四时天气变化，春夏养阳，秋冬养阴，饮食有节，不偏食，不过食，每日可进食水果，常饮金银花茶、菊花茶及绿茶，保持大便通畅；起居有常，保证睡眠和休息时间充足，不妄作劳；养成良好的生活习惯，注意个人卫生，勤洗手、勤漱口，注意开窗通风，流感流行季节少到人多的公共场所去。

六、腹胀

（一）概述

正常人胃肠道内存在一定量（大约 100～200 毫升）的气体。气体多位于胃与结肠内，小肠腔内气体较少。当胃肠道内积聚过量的气体时,称为腹部胀气,简称腹胀。由于引起腹胀的病因甚多,故腹胀在临床上是十分常见的症状。

腹胀,出自《黄帝内经·灵枢·玉版》《黄帝内经·灵枢·水胀》等篇,即腹部胀大或胀满不适。《诸病源候论·腹胀候》:"腹胀者,由阳气外虚,阴气内积故也。阳气外虚,受风冷邪气;风冷,阴气也。冷积于腑脏之间不散,与脾气相拥,虚则胀,故腹满而气微喘。"《张氏医通·胀满》:"腹胀诸证,虽属寒者多,属热者少,然世治胀,喜用辛温散气之药……有气虚不能裹血,血散作胀,必其人大便不坚,或时结时溏,溏则稍减,结则渐加,小便清利,甚则浑白如泔。其脉缓大而滞,气口益甚,慎不可用辛温耗气之药,宜四君子去白术,加木香、泽泻、当归、芍药,以固其气中之血。有血虚不能敛气,气散作胀,必其人烦热便燥,小便黄数。其脉浮数而弦,人迎尤甚,慎不可用苦寒伤胃之药,宜四物汤去地黄,加黄芪、肉桂、甘草、煨姜,以和其血中之气。外因六气成胀,藿香正气散;内因七情成胀,沉香降气散。忧思过度,致伤脾胃,心腹膨胀,喘促烦闷,肠鸣气走,漉漉有声,大小便不利,脉虚而涩,《局方》七气汤。浊气在上,则生䐜胀,生姜泻心汤加木香、厚朴。脾胃不温不能腐熟水谷而胀,附子理中汤。肾脏虚寒不能生化脾土而胀,济生肾气丸。"对于忧思伤及心脾,腹胀兼有喘促、呕逆、肠鸣、二便不利者,可用苏子汤。

(二)症状

一般说来,胃肠气胀均有腹部膨隆。局限于上腹部的膨隆多见于胃或横结肠积气所致。小肠积气腹部膨隆可局限于中腹部,也可为全腹部膨隆。结肠积气腹部膨隆可局限于下腹部或左下腹部。幽门梗阻时,腹部可有胃型及蠕动波,肠梗阻时可见肠型及肠蠕动波,肠鸣音亢进或减弱。腹膜炎患者可有压痛及肌紧张。

（三）临证诊疗禁忌要点

1. 食物临证诊疗禁忌

（1）忌食易产气的食物：如番薯、糯米、蚕豆、菱角、栗子、黄豆、芋头、卷心菜、豆类、白薯、蜂蜜、韭菜、生蒜、芹菜等。

番薯：又称山芋、红薯，虽有补中益气的作用，但食之过多会引起腹胀或加重腹胀。正如《纲目拾遗》中指出："中满者不宜多食，能壅气。"古人这一经验得到今人认同，据研究，番薯中含有气化酶，所以，吃多了会引起腹胀，故患有腹胀者应当忌之。

糯米：能补中益气，若制作成糯米糕则难以消化，凡腹胀之人应当忌之。明代李时珍在《本草纲目》中早就指出："糯性黏滞难化，小儿、病人最宜忌之。"脘腹作胀的病人尤忌。

蚕豆：性平，味甘，虽有补中益气、健脾快胃的作用，但多食难以消化，在消化道中容易产生大量气体，所以，《本经逢原》中早有告诫："性滞，中气虚者食之，令人腹胀。"现代研究证实，蚕豆中含有棉籽糖和水苏糖，肠道中不能产生分解这两种糖的酶，这些糖通过肠道到结肠后，在结肠内受到梭状芽孢杆菌属的厌氧细菌，使之发酵而导致腹胀多屁。

菱角：生食能消暑解热，除烦止渴，熟食则能益气健脾，但腹胀之人皆当忌食。唐代食医孟诜早就告诫："菱实多食令人腹胀满。"《本草衍义》认为这是由于"食生菱多则难化，是亦性冷。"

栗子：能健脾养胃，但多食则难以消化，尤其是腹胀之人，当暂缓食之。唐代孟诜曾说："栗子蒸炒食之令气拥。"《本草衍义》也认为"生者难化，熟者滞气隔食"。清代王孟英告诫"痞满忌之"，凡腹胀之人，无论生栗或熟栗，均应忌食。

黄豆：凡腹胀之人，皆当忌食炒黄豆或煮黄豆。《本草纲目》中说："多食壅气。"《本草求真》亦云："……若使多服不节，则必见有生痰壅气动嗽之弊也。"据研究，这是由于黄豆中含有棉籽糖、鼠李糖等物质。即使是熟的豆制品也当忌食少食，否则不易消化，加重脘腹胀满。

芋头：腹胀之人，暂不宜食。这是因为多食容易在肠内产生气体，加剧腹胀。正如《本草衍义》所说："多食滞气困脾。"清代食医王孟英也告诫："消渴宜餐，胀满勿食。"

（2）忌食易引起胀气的食物：有些人认为喝汽水能助人打嗝，其实打嗝虽能令人感觉舒服，但大部分气仍在肠内。应在饮食中减少蔗糖量及牛奶等胀气食品，以避免消化不良。

砂糖：有赤砂糖与白砂糖之分，均属甘甜之物，腹胀之人皆忌食之。正如《本草求真》所言："味甘主缓、主壅，有恋膈胀满之弊，此又不可不深思而熟察耳。"《本草从新》中又明确告诫："中满者勿服。"正因如此，凡腹胀患者对大枣、饴糖、蜂蜜、甘草等，也皆当忌食。

（3）忌食油腻食物：油炸食品快速分解油腻的食物，如汉堡包、薯条、炸鸡和甜甜圈可引起腹胀，因为它需要更长的时间予以消化。而这会导致气体积聚，引起腹胀。

（4）忌食太咸的食物：谈到腹胀，盐是一大罪魁祸首。高钠食物会造成水分滞留在体内，从而导致身体变得臃肿。

（5）忌食辛辣食物：辛辣的食物已被证明能刺激胃酸分泌，这可能会导致过敏。所以，应限量食用黑胡椒、肉豆蔻、丁香、辣椒粉、咖喱、洋葱、芥末、烧烤酱、辣根、番茄酱和醋。

（6）忌饮碳酸饮料和高酸饮料：从碳酸饮料到碳酸矿泉水，均可引起腹胀，因为二氧化碳气泡可产生大量气体。如酒精、含咖啡因的饮料、咖啡、茶、热巧克力和一些果汁（如橙汁、菠萝汁和番茄汁）会刺激胃肠道并导致腹胀。

（7）忌食人造甜味剂：某些人工甜味剂如三氯蔗糖、阿斯巴甜、糖精、山梨醇、木糖醇、麦芽糖醇、甘露醇、甜蜜素等，并可腹胀症状。

（8）忌食过多的水果：正如有些人乳糖不耐受，有的人果糖不耐受，而他们的身体不能正常地消化糖。如果你发现你食用水果后腹胀，您可能属于果糖不耐受。

（9）忌嚼口香糖：咀嚼口香糖可以让人吞下不少空气，然后气体被困在腹部，造成压力，引起腹胀。口香糖也往往含有人工甜味剂，这只会加重腹胀症状。

（10）忌食莲子：莲子，性平，味甘涩，莲子生吃宜选择鲜嫩者。《随息居饮食谱》说："鲜者甘平，干者甘温。"但多食伤脾胃，如《本草拾遗》中指出："生则胀人腹。"凡中满痞胀者忌食之，正如清代王孟英所言："气郁痞胀，食不运化皆忌之。"

（11）忌食龙眼：龙眼，果肉甘甜，滋腻黏糯，食之不易消化，故腹胀之人应忌之。对此，《本草汇言》中就说："甘温而润，恐有滞气。"《药品化义》也告诫："甘甜助火，亦能作痛，……中满呕吐及气膈郁结者，皆宜忌用。"

（12）忌食黄芪：功在补气，故气虚者宜之，气实者当忌。凡体质壮实的食积气滞腹胀者，切忌服食。正如《医学入门》所言"苍黑气盛者禁用"。《本草经疏》也说："胸膈气闷，肠胃有积滞者勿用。"

（13）忌食羊肉：清代食医王孟英曾有告诫，认为"胀满忌食"，并说："多食动气生热。"羊肉不可与南瓜同食，否则"令人壅气发病"。所以，腹胀之人忌食为妥。

（14）忌食鸡蛋：根据民众经验，鸡蛋不宜多吃，尤其是腹胀之人，更当忌食。《随息居饮食谱》中曾说："多食动风阻气，……痞满、肝郁，皆不可食。"《本草汇言》也认为："胸中有宿食积滞未清者，勿宜用。"此处"胸中"当以"腹中"来理解，也就是说，食积腹胀者勿食鸡蛋。

（15）忌食大枣：大枣又称红枣。其性甘润膏凝，滋腻壅滞，无论腹胀胃胀，或满腹胀痛者，均当忌食，它有阻碍气机之弊。正如《医学入门》中所说："心下痞，中满呕吐者忌之。"《饮食须知》也告诫："中满者勿食。"

（16）忌食人参：人参性温，味甘苦，能大补元气。但无论是气滞腹胀或是食积胀满，皆当忌之。因为人参补气，误食之会使气机更加壅滞，加重腹胀症情。当然，若属气虚腹胀，即中医所谓的虚胀，又另当别论。

（17）忌食黄精：古人视黄精为养生延年之物，但黄精甘平柔润滋腻，正如《本草便读》所言："黄精，为滋腻之品，久服令人不饥，若脾胃有湿者，不宜服之，恐其腻膈也。"《得配本草》则明确告诫："气滞者禁用。"《中药大辞典》亦说："痞满气滞者忌服。"凡腹部痞满作胀者切忌。

此外，腹胀之人还应忌吃甜瓜、芡实、南瓜、荔枝、饴糖、白术、甘草等，香蕉与芋头同食，会引起腹胀。

2.生活临证诊疗禁忌

（1）规律饮食，不要暴饮暴食，按时吃饭。饮食宜清淡，少食辛辣、煎炒、油炸、烈酒等不消化和刺激性食物，多食水果，蔬菜和纤维性食物，多饮水。

（2）胃是最受情绪影响的器官之一。因此要保持情绪的良好，不要悲观。

（3）加强体育锻炼是治疗的关键，如慢跑、打太极拳等。

七、腹痛

（一）概述

腹痛是临床常见的症状，也是促使患者就诊的原因。腹痛多由腹内组织或器官受到某种强烈刺激或损伤所致，也可由胸部疾病及全身性疾病所致。此外，腹痛又是一种主观感觉，腹痛的性质和强度，不仅受病变情况和刺激程度的影响，而且受神经和心理等因素的影响。即患者对疼痛刺激的敏感性存在差异，相同病变的刺激在不同的患者身上或同一患者在不同时期引起的腹痛，在性质、强度及持续时间上也有所不同。因此，只有从疾病的病理生理、神经生理、心理学和临床多方面进行剖析，才有可能对腹痛有正确的了解。腹痛在临床上常分为急性与慢性两类。

中医认为腹痛是指胃脘以下、耻骨毛际以上部位发生疼痛为主要表现的一种脾胃肠病证。多种原因导致的脏腑气机不利，经脉气血阻滞，脏腑经络失养，皆可引起腹痛。文献中的"脐腹痛""小腹痛""少腹痛""环脐而痛""绕脐痛"等，均属本病范畴。腹痛为临床常见的病证，各地皆有，四季皆可发生。

《黄帝内经》已提出寒邪、热邪客于肠胃可引起腹痛，如《黄帝内经·素问·举痛论》曰："寒气客于肠胃之间，膜原之下，血不得散，小络引急，故痛。……热气留于小肠，肠中痛，瘅热焦渴，则坚干不得出，故痛而闭不通矣。"并提出腹痛的发生与脾、胃、大肠、小肠等脏腑有关。《金匮要略》对腹痛的病因、病机和症状论述颇详，并提出了虚证和实证的辨证要点，如谓："病者腹满，按之不痛为虚，痛者为实，可下之。舌黄未下者，下之黄自去。""腹满时减，复如故，此为寒，当与温药。"前条还明确指出了攻下后"黄苔"消退与否是验证肠胃积滞是否清除的标志。《诸病源候论·腹痛病诸候》首次将腹痛作为单独证候进行论述，并有急慢腹痛之论。《医学发明·泻可去闭葶苈大黄之属》明确提出了"痛则不通"的病理学说，并在治疗上确立了"痛随利减，当通其经络，则疼痛去矣"的治疗大法，对后世产生很大的影响。

腹痛的病因、病机，不外乎寒、热、虚、实、气滞、血瘀 6个方面，但其间常常相互联系，相互影响，相因为病或相兼为病，病变复杂。如寒邪客久，郁而化热，可致热邪内结腹痛；气滞日久，可成血瘀腹痛等。腹痛的部位在腹部，脏腑病位或在脾，或在肠，或在气在血，或在经脉，所在不一，需视具体病情而定。本病的基本病机是脏腑气机不利，经脉气血阻滞，脏腑经络失养，不通则痛。

（二）症状

寒痛：寒主收引，寒气所客，则痛多为拘急，腹鸣切痛。实寒可兼气逆呕吐，坚满急痛；虚寒则痛势绵绵。

热痛：多痛在脐腹，痛处亦热，或伴有便秘、喜饮冷等症。

瘀血痛：多痛而不移其处，刺痛，拒按，经常在夜间加剧，一般伴有面色晦暗，口唇色紫。

气滞痛：疼痛时轻时重，部位不固定，攻冲作痛，伴有胸胁不舒、嗳气、腹胀，排气之后暂得减轻。

伤食痛：多因饮食过多，或食积不化，胃肠作痛，嗳腐，痛甚欲便，得便则减。

虚痛：一般久痛属虚，虚痛多痛势绵绵不休，可按或喜按。

实痛：暴痛多属实。实痛多有腹胀、呕逆、拒按等表现。

少腹痛：腹痛偏在少腹，或左或右，或两侧均痛，多属于肝经症状。少腹痛偏于右侧，按之更剧，常欲蜷足而卧，发热，恶心，大便欲解不利，为"肠痈"。少腹近脐左右痛，按之有长形结块（按之大者如臂、如黄瓜，小者如指），劲如弓弦，往往牵及胁下，名为"痃癖"。

脐腹痛：肠内绞痛，欲吐不吐，欲泻不泻，烦躁闷乱，严重者面色青惨，四肢逆冷，头汗出，脉沉浮，名为"干霍乱"。时痛时止，痛时剧烈难忍，或吐青黄绿水，或吐出蛔虫，痛止又饮食如常，为"虫积痛"，多见于小儿。腹中拘挛，绕脐疼痛，冷

汗出，怯寒肢冷，脉沉紧者，名为"寒疝"。

小腹痛：小腹痛偏在脐下，痛时拘急结聚硬满，小便自利，甚则发狂，为下焦蓄血。

（三）临证诊疗禁忌要点

1. 食物临证诊疗禁忌

（1）适宜食物：虚寒证者饮食以温热为宜，可适当选用姜、葱、芥末、胡椒、大蒜、韭菜等做调料。多选用温中益气之品，如羊肉、牛肉、南瓜、扁豆、山药、莲子、胡桃、龙眼、大枣、栗子、豆制品、乳类、蛋类等。气滞证者可选用白萝卜、大蒜、韭菜、香菇、柑橘等有行气温中作用之物。血瘀证者饮食以易消化之温性食品为主，如山楂、酒酿等有行气活血功能之物。食滞证者建议食用萝卜、橘子、苹果、山楂等有宽中理气消食之物。

（2）不适宜食物：虚寒证者忌食生冷与烈性酒类，气滞证者应忌食南瓜、土豆及过甜之品等易壅阻气机的食物。

（3）食物搭配临证诊疗禁忌：猪肉与菱角同吃会引起肚子痛，蜂蜜与大葱同吃会引起腹痛。

2. 药物临证诊疗禁忌

（1）促使肠蠕动加快的药物、抗胆碱酯酶药物，如新斯的明、毒扁豆碱、酶抑宁等。

（2）抗高血压药物中的肾上腺素能神经阻滞剂，如酚妥拉明、妥拉唑啉等。

（3）脑垂体后叶素及吗啡类药物等，都具有不同程度使胃肠道蠕动加快，甚至引起平滑肌痉挛的作用，可由此引起腹痛、便急及胆绞痛等急性腹痛症状。

（4）引起肠蠕动减弱的药物有抗高血压药物中的神经节阻滞剂，如美加明，抗胆碱药，如阿托品、氯丙嗪、三环类抗抑郁剂、苯海拉明等，如果长期或过量用药，都能引起肠道平滑肌松弛，蠕动变慢，导致腹胀、腹痛、便秘，甚至麻痹性肠梗阻。

（5）长期或过量服用解热镇痛药，如吲哚美辛、阿司匹林、保泰松及氯化钾等，有可能引起胃肠平滑肌痉挛、黏膜糜烂、出血等而致腹痛、呕血或便血。因此，使用这些药物时剂量宜小，时间不宜过长，并注意于进食后服药，必要时配合抗酸药同服，以减少胃肠道不良反应。

（6）某些血管痉挛剂如麦角胺、二甲麦角新碱等，如大剂量应用可收缩血管，甚至引起血管痉挛，当累及肠系膜动脉时，会导致肠管缺血而发生腹痛、腹胀，重者可发生休克甚至死亡。

附录

"郁证"与消化系统心身疾病及从肝论治的思考

现代科学研究发现，生活方式、行为与环境因素已占影响健康因素中的 66.5%，心身疾病无论是在门诊还是在疗区患者中都占十分大的比例。经初步统计，综合性医院的初诊病人中，略高于 1/3 的病人是躯体疾病，不足 1/3 的病人是心理疾病，其余 1/3 的病人是心身疾病。因消化系统与神经、免疫、内分泌系统有着特殊而密切的神经解剖关系，故消化系统心身疾病发病率更是居首位。

虽然现代心身医学作为一门新兴学科只有几十年的历史，然而其思想的萌芽、产生和发展源远流长，两千多年前的中医巨著《黄帝内经》就有对人的心理过程的研究。中医学认为，消化系统心身疾病属于"郁证"的范畴。在中医理论中，早就蕴含着心身疾病的思想，并以之指导临床实践。心身病证的病因往往是多元的，其病机也不尽相同，但心理病因与相应的病机在这类疾病的发生、发展中常起到重要的或主要的作用。

一、情志精神因素与郁证

关于郁证，早在《黄帝内经·素问·六元正纪大论》中就有木郁、火郁、土郁、金郁、水郁"五郁之发"的记载。如《黄帝内经·素问·气交变大论》中所指出的"有喜有怒，有忧有丧……此象之常也"，说明怒、喜、思、悲、恐在通常情况下是正常的精神活动；但如果长期受到精神刺激或突然受到剧烈的精神创伤而情志过激，就会引起阴阳气血失调，而成为致病的主要原因之一。情志活动是人体精神活动的外在表现，社会心理因素主要是通过情志异常变化影响疾病的发生和转归。若情志刺激突然强烈或长期持久，超过了人体正常的生理活动范围，使人体气机紊乱，脏腑阴阳气血失调，可导致疾病的发生。情志致病的最主要环节为干扰脏腑气机，如"喜则气缓""怒则气上""悲则气消""思则气结""恐则气下""惊则气乱"。近年来，虽仍将外邪及情志包括在郁证内，但已经逐渐地把情志所引起的郁证作为主要内容。正如《丹溪心法·六郁五十二》所云："气郁者胸胁痛……食郁者嗳酸，腹饱不能食。"而近代医家对郁证的记载，因外邪者多并见沉困怠情、恶心呕吐等症，因情志者多并见精神抑郁、情绪不宁，且每因情志变动而胁痛加重。

二、郁证与消化系统心身疾病

消化系统心身疾病种类繁多，分为心身症和心身病两大类，主要包括肠易激综合征、功能性消化不良以及慢性肝炎、胃炎、消化道溃疡、消化道肿瘤伴发的抑郁焦虑状态等疾病。近年来，消化系统心身疾病成为研究的热点。有人认为情志不遂、郁而成疾是心身疾病的主要病因。如果强烈的精神创伤或持久不良的情绪刺激，超过了机体情志的调节能力，则气机郁滞，脏腑功能紊乱，可导致多种心身疾病的发生。还有人认为，现代学者在此基础上，结合临床实践认为，心身疾病是指以躯体症状为主，心理、社会因素及个体特征在疾病的发生发展过程中起着重要作用，心理行为治疗或心身综合治疗效果较满意的一种疾病。

（一）郁证与肠易激综合征

肠易激综合征是一种以腹痛或腹部不适伴排便习惯改变为特征的功能性肠病。其病理生理学基础主要是胃肠动力和内脏感知异常，而造成这些变化的机制尚未完全阐明。大量研究表明，已知心理社会因素与其发病有密切关系。其临床表现主要是腹泻、腹痛、便秘、腹泻与便秘交替等消化系统症状，及心慌、乏力、多汗、失眠、焦虑等自主神经功能紊乱的症状，是最常见的一种功能性肠道疾病。此病属于中医学"泄泻""便秘""腹痛""大肠泄""气秘""痛泄"等范畴，与脾、胃、肠、肝关系最为密切。中医学认为，肝者将军之官，其五行属木，木性条达而恶抑郁，易为情志所伤，而气机郁滞，发为肝郁，则肝失疏泄，木旺克土，脾失运化而发为本病。

（二）郁证与功能性消化不良

功能性消化不良是指具有上腹痛、上腹胀、早饱、嗳气、食欲不振、恶心、呕吐等上腹不适症状，经检查排除了引起这些症状的胃肠道、肝胆道及胰腺等器质性疾病的一组临床综合征。据调查，全世界本病的患病率高达 20% ~ 40%。其临床表现包括一组程度轻重不一的消化不良症状，可分为餐后不适综合征和上腹疼痛综合征，据其临床症状可归属于中医学之"胃脘痛""痞满""嘈杂"等疾病范畴。中医学认为，本病发病多因情志等因素所伤，而致肝气郁滞，疏泄失职，横逆犯胃。胃为"水谷之海"，主受纳和腐熟水谷，以降为顺，以通为和。胃失和降而出现腹胀、腹痛、嗳气、泛酸等一系列症状，发为本病。

（三）郁证与慢性胃炎、消化性溃疡及消化道肿瘤

慢性胃炎、消化性溃疡、消化道肿瘤属心身疾病范畴，心理社会因素是其发病的重要原因。各种不良精神因素刺激大脑皮层，使迷走神经兴奋，从而使胃酸与胃蛋白酶分泌增多，损伤胃肠黏膜而发生慢性胃炎、消化性溃疡及消化道肿瘤。其临床表现以胃脘痛、腹痛、脘腹胀满、嗳气、纳差等症状为主，属中医学之"胃痛""腹痛""痞满"等范畴。长期情绪刺激导致肝气郁滞，气机升降失常，肝失疏泄，则腹部气机逆乱，必然会影响脾之升清、胃之降浊，常出现胃脘痛、腹痛、脘腹胀满、嗳气、纳差等症状，逐渐发为本病。

（四）郁证与慢性肝病

慢性肝病通常指各种原因引起的慢性肝炎、肝硬化、肝癌等，

其发病率高，病程漫长，容易反复，预后较差，常伴有躯体不适。部分患者具有一定的传染性，常是在心身双重的折磨中度过，所以，他们长期处于一种抑郁状态，对生活悲观失望，对生存失去信心。我们把这种由慢性肝病引起的抑郁状态称为肝病后抑郁症，其应属于广义心身疾病的范畴。肝病后抑郁症是继发于慢性肝病之后的一种情志异常疾病，其发病与情志因素密切相关。就慢性肝病的特点而言，其发病率高、病程漫长、容易反复、预后较差，导致患者的经济压力和社会压力大，身心承受着巨大的负担，日久产生抑郁或焦虑情绪。《医碥》提出："百病皆生于郁……郁而不舒，则皆肝木之病矣。"上述种种不良情绪，如果得不到及时疏解与宣泄，则可影响脏腑气血功能，均可导致肝病病情加重或反复。

三、从肝论治消化系统心身疾病

因消化系统心身疾病发病多与郁证有关，郁证多起于肝胆，"肝气愈郁愈逆，疏泄之性横逆于中，其实者暴而上冲，其虚者折而下陷，皆有横悍逼迫之势而不可御"。我们认识到，人可"因郁致病"，亦可"因病致郁"，疾病和情绪可相互影响，甚至形成恶性循环，严重影响患者的生存质量，危害人体健康，加重病情。慢性肝病涉及中医藏象学中的肝、脾、肾等脏器，但主要责之于肝。中医学认为肝藏血，主疏泄，性喜条达而恶抑郁，体阴而用阳。若病邪侵入人体或其他因素导致肝失疏泄、肝阴不足、肝体失养，则发为抑郁、焦虑之症。故我们提出从肝论治消化系统心身疾病的观点，将疏肝解郁作为本病的重要疗法之一。临床应用肝郁辨证的方法，目的是拓展对于消化系统心身疾病的辨证思路和指导临床治疗。从肝论治消化系统心身疾病，理论指导性明确，疾病实质针对性强，治疗靶向作用显著，疗效快捷，通过实践应用已经取得了十分理想的治疗效果。

四、问题与思考

随着人类疾病谱的变化及医学模式的转变，现今医学研究的重点已由传染病和营养不良逐渐转向由心理、社会、生物行为等因素引起的心身疾病。然其发病机制错综复杂，症状变化多端，令人们感到现代医学治疗的局限性，将眼光不由自主地转向了中医学。就心身疾病的防治而言，中国传统医学有其独到的防治方法和理论体系，对于提高人们的健康水平和生存质量，无疑具有重要意义。总之，心理、社会、文化等外因导致的情志变化固然是引起消化系统心身疾病的重要条件，但通过改善人体肝郁之状态，即使个体的人格体质及情志出现变化，亦可以取得较好的治疗效果，这有待于我们进行深入的研究。

参考文献：

［1］徐俊冕.医学心理学［M］.上海：上海医科大学出版社，1999.

［2］郭晓莉，赵霞.重视中医药在消化系统心身疾病领域内的应用［J］.中医研究，2003，16（6）：2-3.

［3］邵金阶.略论中医对心身疾病的认识［J］.湖北中医杂志，2002，24（2）：9-10.

［4］陈金荣，任晓丹，侯思理.心理疗法在男科治疗学中的临床意义［J］.北京中医药大学学报，2003，26（1）：72-74.

［5］潘洪峰，曾强，梁佳，梁仕武.论中医学和现代医学心身疾病观［J］.临床心身疾病杂志，2007，13（3）：193-194.

［6］程瑞艳.心身疾病概念及临床研究［J］.浙江中西医结合杂志，2004，14（1）：1-3.

［7］刘铁军，张景洲，于洪涛.肝病后抑郁症理论初探［C］.第二届世界中医药学会联合会肝病专业委员会学术会议论文汇编.武汉：第二届世界中医药学会联合会肝病专业委员会，2007：90-92.